다이어트
문제집

다이어트 문제집 _가족편

발행일	2016년 05월 13일

지은이	김현국, 김민정, 김연희		
펴낸이	손 형 국		
펴낸곳	(주)북랩		
편집인	선일영	편집	김향인, 서대종, 권유선, 김예지, 김송이
디자인	이현수, 신혜림, 윤미리내, 임혜수	제작	박기성, 황동현, 구성우
마케팅	김회란, 박진관, 김아름		
출판등록	2004. 12. 1(제2012-000051호)		
주소	서울시 금천구 가산디지털 1로 168, 우림라이온스밸리 B동 B113, 114호		
홈페이지	www.book.co.kr		
전화번호	(02)2026-5777	팩스	(02)2026-5747

ISBN	979-11-5987-034-7 13510(종이책)	979-11-5987-035-4 15510(전자책)

이 도서의 국립중앙도서관 출판예정도서목록(CIP)은 서지정보유통지원시스템 홈페이지(http://seoji.nl.go.kr)와 국가자료공동목록시스템(http://www.nl.go.kr/kolisnet)에서 이용하실 수 있습니다.
(CIP제어번호: CIP2016011266)

성공한 사람들은 예외없이 기개가 남다르다고 합니다.
어려움에도 꺾이지 않았던 당신의 의기를 책에 담아보지 않으시렵니까?
책으로 펴내고 싶은 원고를 메일(book@book.co.kr)로 보내주세요.
성공출판의 파트너 북랩이 함께하겠습니다.

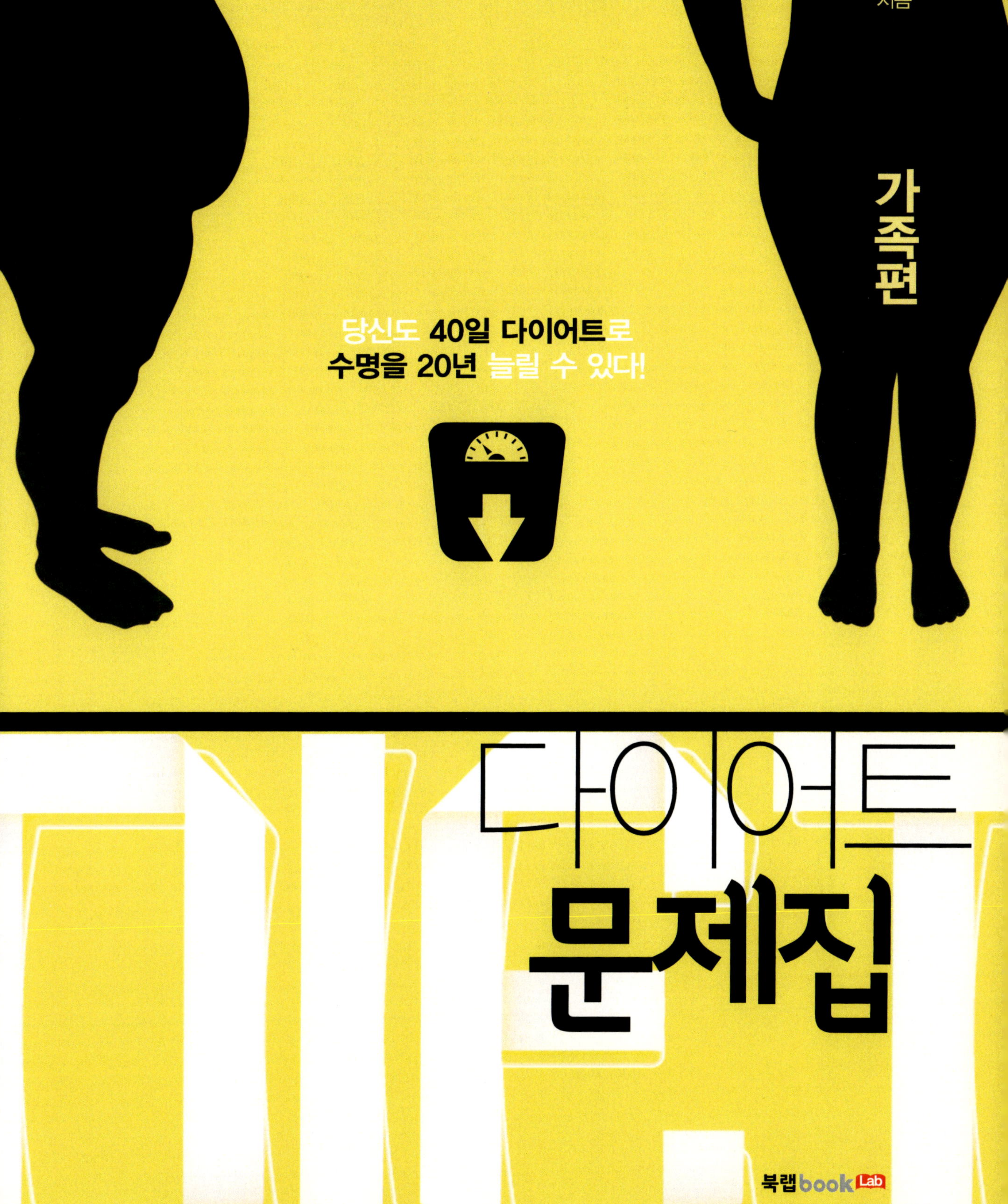

김현국
김민정
김연희
지음
가족편
당신도 40일 다이어트로
수명을 20년 늘릴 수 있다!
다이어트
문제집
북랩 book Lab

프롤로그

어느 날 아빠가 틀니를 하고 오셨다.

고혈압과 당뇨 합병증으로 치아가 내려앉은 거다. 아빠가 고혈압약과 당뇨약을 드시기 시작한 건 알고 있었지만, 대한민국 대표 성인병이니 괜찮겠지 하고 가볍게 여기는 무관심한 딸이었다. 그런데 혈압약과 당뇨약과는 다르게 틀니를 보니 문득 무서워졌다. 아직 50대인 아빠가 틀니라니….

내 일에 열정을 쏟은 덕에 젊은 나이에 꽤 빠른 승진과 잘나가는 자기주도학습 전문가가 되었다. 스스로 내 삶에 만족하고 있었다. 그런 내가 문득 뒤를 돌아보니 우리 가족의 기둥이 많이 힘겨운 상태로 겨우겨우 우리 가족을 버티고 있었다. 안 되겠다 싶어 '아빠 살리기 프로젝트'에 돌입했다. '혈압, 당뇨에 좋은 게 뭐가 있을까?' 닥치는 대로 책을 찾아 읽었다. 조금씩 다르긴 했지만, 아무리 읽어 봐도 결국 1단계는 '다이어트'였다.

아빠는 국가가 법적으로 허용한 그 시기부터 식사 후엔 항상 담배를 피우셨고, 술을 즐겨 드셨다. 내 기억에 날씬한 아빠는 없다. 곰돌이 푸보다 훨씬 많이 나온 배를 자랑스럽게 내밀고 다니셨다. 1990년대쯤에는 불룩 나온 배가 덕이라고 칭찬받는 시기도 있었다. 엄마가 아빠에게 불룩한 배에 대해 핀잔을 주실 때마다 "배는 사람의 덕이라고 했어! 당신은 덕 있는 사람이랑 사는 거야."라고 스스로 합리화를 시키는 아빠였다.

아빠가 덕이라고 믿었던 그 배가 결국 삶의 발목을 잡았다. 당뇨, 고혈압 판정을 받은 후에도 맵고 짠 음식, 과식, 술, 담배는 개선되지 않았다. 당뇨약, 혈압약은 병원에 갈 때마다 점점 수가 늘어났고 당뇨 후유증으로 치아가 약해져 이가 다 무너져 내린 것이다. '아빠를 살려야겠다.'라는 다짐을 바로 실천에 옮기기 시작했다.

나는 20대치곤 건강에 관심이 굉장히 많다. 남들이 펄펄 날아다닐 나이인데 무슨 건강을 그렇게 챙기느냐고들 이야기한다. 내 간이 상할까 봐 술도 거의 마시지 않는다. 액상과당이 들어 있는 음료수도 잘 마시지 않는다. 이렇게 유난스럽게 내 건강만 챙기는 나도 늘 실패했던 건 바로 다이어트! 모든 국민들의 고민, 그 다이어트다. 아빠의 고혈압, 당뇨를 고치기 위한 유일한 방법이 다이어트라는 결론을 내리기 싫었던 이유이기도 하다. 학생들과 함께하는 직업상 새벽에 끝나기 일쑤인데, 일을 핑계로 새벽마다 라면에 밥을 습관처럼 먹었다. 뱃살은 소리 없이 조용히 불어나고 있었다.

막내 연희는 대한민국 여대생들의 대표적인 고민! '대학에 가면 살이 빠진다고 했는데, 왜 난 더 찌고 있을까?'의 주인공이다. 맞다, 이상하게 고3 때가 더 날씬했다. 힘든 고등학교 생활을 마치고 대학생이 되자, 보상 심리로 신나게 술과 안주를 먹었다. 물론 예쁘게 하고 다니고 싶은 여대생이라 닥치는 대로 다이어트도 했다. 몸무게 변화에 가장 효과가 빠른 굶는 다이어트! 덕분에 하체 비만이 되었다.

그래서 아빠를 살려야겠다는 다이어트 프로젝트에 두 딸도 함께하며 아빠를 응원하기로 했다. 사실 두 딸도 정상 상태는 아니다. 4년간 새벽마다 라면을 찾는 탄수화물 중독자 큰딸, 굶는 다이어트의 잦은 실패로 인해 더 이상 살이 빠지지 않는 막내딸. 모두 건강하게 살아야겠다고 생각했다.

그 결과는 성공적이다! 아빠는 당뇨와 혈압은 정상 판정을 받았고, 함께 응원하며 프로젝트에 참여했던 큰딸, 막내딸도 덩달아 건강해졌다. 모든 과정에서 은혜주신 하나님께 가장 먼저 감사드린다. 이 모든 걸 묵묵히 지켜보며 다이어트 식단으로 요리해 준 우리 엄마, 장애란 여사와 날씬함을 타고 나서 우리의 고충을 알진 못하지만, 가능하다고 믿어 준 둘째 태완이에게 고마운 마음을 전한다. 아빠의 오랜 친구이자 주치의 김치욱 선생님, 프로필 사진을 멋지게 찍어 주신 정영숙 교수님, 건강한 다이어트에 도움 주신 정나영 선생님, 사랑하는 금진봉(둥지) 식구들께 감사의 마음을 전한다.

가족 단위로 다이어트를 함께하기 어려운 분들이나 저자와 함께 공유하며 다이어트 문제집을 풀고 싶은 분들은 'cafe.naver.com/dietexercisebook' 이 카페에 가입하여 함께했으면 좋겠다.

그럼 이제 모두 다이어트를 완벽하게 풀어내 건강하게 살 준비가 되었는가?

우리 병원 환자이자, 오랜 친구인 저자를 처음 본 것은 중학교 1학년 때였습니다. 그 시절부터 비만이었던 이 친구는 가까이 있으면 호흡마저 불편하게 느껴질 정도였습니다. 고등학교, 대학교 그리고 사회생활을 하면서 몸은 더 불었습니다.

성인병의 원인인 비만이 성인까지 이어지면서 급기야 제가 고향에 개인 의원을 개원한 뒤 2005년 1월 27일부터 혈압약을 복용하기 시작했습니다. 혈압약을 복용 중이면서도 술과 담배 그리고 짜고 매운 음식과 고칼로리 음식을 섭취하면서 100kg이 넘는 거구가 되어 갔습니다.

친구로서 걱정되어 약뿐 아니라 식이요법과 필요한 운동을 지속적으로 권유했지만, 상태가 나아지지 않았습니다. 2014년엔 더욱 악화되어 2014년 5월 15일부터는 당뇨약까지 복용하게 되었습니다. 당뇨병의 합병증으로 치아가 내려앉아 틀니를 하는 모습을 보고 친구로서 그리고 주치의로서 안타까움이 컸습니다.

그러다 2016년 1월, 큰딸의 권유로 건강한 다이어트를 시도한다는 소식을 접하고 주치의로서 지켜야 할 수칙 등을 안내해 줬습니다. 다이어트의 어려움을 잘 알고 있지만, 가족과 함께하는 다이어트라는 취지가 새로워 기대감이 컸습니다.

어려서부터 비만으로 인한 고혈압과 당뇨 합병증까지 있는 친구가 50대를 대표해 다이어트에 성공하는 모습을 옆에서 지켜보면서 저 또한 희열을 느꼈습니다. 다이어트가 성공에 가까워질수록 혈압과 당뇨 수치는 정상치에 가까워졌고, 급기야 모든 약을 중단하게 되었습니다. 이 친구의 성공은 모든 50대 남성의 성공이라 감히 말할 수 있습니다.

다이어트의 성공 열쇠는 삼박자가 모두 조화롭게 어우러져야 합니다. 이 삼박자는 '식이요법', '운동' 그리고 '마음가짐'입니다. 이 중 한 가지라도 부족하면 다이어트를 하면서 모든 사람이 겪는 요요 현상이 오게 됩니다. 비만이라는 병은 약만으로는 절대 고칠 수 없으며, 식습관과 적절한 운동이 꼭 필요합니다. 이 두 가지는 굉장히 지키기 어렵기 때문에 강한 의지가 있어야 합니다.

다이어트 전문가들에 비해 일반인들은 강한 의지를 갖기 어렵게 때문에 많은 사람들이 실패하는 것입니다. 그러나 저자가 가족과 함께한 이 건강한 다이어트는 식이요법과 운동도 적절히 권유하며, 다이어트를 포기하고 싶을 때 주변 사람들과 함께하도록 권하고 있습니다. 분명 일시적인 다이어트보다 훨씬 유익하고 건강한 다이어트 방법이라고 이야기할 수 있습니다.

식이요법, 적절한 근력운동, 그리고 사랑하는 사람과 함께하는 즐거움, 이 세 가지 모두 골고루 지킨, 『다이어트 문제집』을 강력하게 추천합니다.

– 연세의원장 김치욱

목차

개념은 이제 그만,
다이어트는 실전이다!

다이어트 문제집이란?

　이 책을 읽고 있는 독자들은 잠시 책장에 다이어트 관련 책이 몇 권이나 꽂혀 있는지 떠올려 보길 바란다. 아마 다이어트에 관심이 많은 독자라면 최소한 2~3권은 갖고 있지 않을까?

　다이어트 식단 만들기, 예쁜 몸매 만드는 운동법, 의사들이 쓴 다이어트와 관련된 책들, 하루에 한 끼만 먹어야 한다는 책 등등 다양한 종류의 다이어트 책이 서점의 건강코너 한쪽을 차지하고 있다. 다이어트 식품은 어떤가? 날씬하고 유명한 연예인을 모델로 앞세워 기업들은 앞다퉈 사람들을 유혹한다. 그 식품을 먹으면 광고에 나오는 연예인처럼 될 수 있는 것처럼 광고한다. 이 모든 게 사실이라면 우리나라 대부분의 사람들은 다이어트에 성공했어야 한다.

그런데 왜 우리나라는 다이어트에 성공한 사람들이 극소수일까?

다이어트에 성공했다고 이야기하는 사람, 다이어트 책을 낸 사람 등을 조금 더 자세히 살펴보자. 대부분 헬스 트레이너, 의사, 운동을 직업으로 삼는 사람들, 연예인들이 대다수이다. 일반인이 없다.

늘 우리 일반인들은 실패한다. 실패해서 이전의 몸무게로 돌아간다면 본전이다. 다행이라는 것이다. 그런데 대다수가 이전보다 더 살이 찌는 요요 현상을 겪는다. 반짝 유행하는 다이어트를 따라하면 살이 빠지기도 하지만, 몸무게가 다시 찌는 요요 현상이 온 다음엔 이전보다 몸무게가 더 늘거나 늘어난 체지방으로 인해 더 비대해 보인다. 감기에도 자주 걸리는 등 면역력도 떨어지는 느낌도 든다.

왜 우리 일반인들은 끊임없이 실패만 하고 있을까? 그 쇠사슬을 끊어 버리고 싶었다. 더 이상 실패하고 싶지 않았다.

나는 학생들이 자기 주도적으로 공부할 수 있도록 도와주는 학습 매니지먼트 회사 부원장이다. 어떻게 하면 학생들이 공부를 잘할 수 있을지, 누구의 도움 없이 스스로 공부해서 성취감과 성과를 얻을 수 있을지 고민하고 만들어 내는 게 내 일이다. 이 일을 4년 넘게 해 보니 한 가지 얻은 깨달음이 있다. 바로 기본이다! 아무리 개인기가 화려한 학생들이라도 결국 기본, 즉 집요함, 집중력, 공부를 하고자 하는 자세 등, 이런 공부에 필요한 기본이 없다면 무너지고 만다.

공부와 많이 닮은 다이어트도 예외가 아니다. 앞으로 제시할 다이어트에 대한 기본 개념들은 모든 사람들이 알고 있는 개념들로 이루어졌다. 기본 중의 기본 개념이다. 만약 새롭게 알게 된 사실이 있다면 꼭 알아둬야 할 우리 몸에 대한 상식이다. 잘 기억해 주길 바란다.

이 프로젝트를 위해 시중에 있는 당뇨, 고혈압에 좋은 건강책, 블로그, 다이어트책 등등, 안 본 책이 거의 없다. 저자가 직접 다이어트를 실행하며 그 과정에 대한 내용을 매일매일 기록한 일기 형식의 책은 없었다. 너무 안타까웠다. 급하게 빼고 싶은 마음에 무작정 굶거나, 다이어트는 원활하게 이루어지고 있으나, 살이 빠지면서 몸이 반응하는 갑작스럽지만, 자연스러운 현상에 놀라 다이어트를 중단하는 등, 실패를 겪는 사람들을 돕고 싶었다.

시중에 나와 있는 책을 혼자 다 읽고 기본을 알아내서 그대로 하는 게 얼마나 어려운 일인가? 다이어트 성공률이 3%도 안 된다는 통계가 이상할 것도 없다. 누구나 납득할 만한, 의사와 다이어트 전문가들이 공통으로 말하는 내용을 바탕으로 실제 다이어트를 하면서 매일매일 사진과 글로 잘 기록해 두었다.

그리고 마침내 우리 가족은 성공했다. 우리는 지극히 일반인들이다. 아빠는 평범한 50대 중반, 건강을 위협받고 있는 대한민국 남성. 큰딸은 주 44시간 근무에 추가 근무는 당연한 일이고, 다른 지역으로의 출장도 찾은 하루하루 열심히 살아가는 평범한 직장인 여성. 막내는 공부가 쉽지 않다는 간호학과에 재학 중인 대학생이다. 다이어트 하는 동안 시험 기간도 있었지만, 하루에 8시간 이상 공부하면서도 거뜬히 해냈다.

주변에 어디에나 있는 이런 평범한 가족이 해냈다. 우리 가족이 해냈다면 여러분도 충분히 해낼 수 있다. 여러분은 다이어트 일자별로 매일매일 비슷하게 따라만 한다면 고통스럽고 위험하게 다이어트 하지 않고도 더 건강해지고, 더 날씬해지고, 더 자신감이 생길 수 있다.

기존의 다이어트 개념들이 나열된 개념서가 아닌 해설이 아주 자세히 나와 있는, 누구나 풀 수 있는 다이어트 문제집이 나온 것이다. 이 『다이어트 문제집』은 누구나 풀 수 있다. 나이가 많아도, 나이가 어려도, 건강에 큰 무리가 되지 않고 다이어트를 할 수 있도록 구성했다.

20대 초반 여성, 20대 후반 여성, 50대 남성이 성공한 다이어트니, 기본의 성공이라고 볼 수 있다.(50대 여성인 엄마도 함께했으면 좋았겠지만, 우리 엄마는 날씬하고 건강한 편이라 이번 프로젝트엔 참여하지 않았다)

『다이어트 문제집』은 단, 40일만에 누구든지 연예인 몸매가 될 수 있다고 말하는 다이어트 트레이닝북이 아니다. 다이어트 기간인 총 40일 동안 자기 몸무게의 약 10~15%를 감량한 건강한 다이어트를 보여주고 싶었다.

이 책을 읽고 있는 독자분들의 몸무게와 건강 상태를 알 수 없지만, 우리는 지극히 일반인이다. 40일 동안 연예인이 될 수 없다.(물론 기본 몸 상태가 날씬하고 건강하여 40일간의 다이어트로도 소위 연예인 몸매가 될 수 있는 독자도 있을 수 있다) 하지만 당당히 말할 수 있는 건 40일 동안 훨씬 더 건강해지고, 가벼워지며, 이전보다 날씬해질 수 있다는 것이다.

만약 자신이 원하는 몸매가 있다면 40일 진행 후, 약 10일간의 휴식 기간을 가졌다가 다시 40일간의 문제풀이를 시작하길 추천한다.

이 책의 시작은 건강을 위한 다이어트였다. 급한 마음에 시작한 다이어트로 요요 현상을 겪고, 피부는 탄력을 잃는 게 아니라 기본을 지키는 다이어트로 정상적으로 감량하는 것이다. '한 달 안에 20kg을 감량할 수 있다', 혹은 '한 달 안에

허리 사이즈가 3인치 줄어들지 않으면 책을 환불해 주겠다'라는 호기스러운 이야기는 하지 않을 것이다. 확실한 것은 각각 다른 라이프 패턴이었던 한 가족이 누구나 지킬만한 기본 수칙을 지켰고, 건강하게 40일 동안 자기 몸무게에서 10~15%를 감량했다. 우리가 가능하다면 여러분도 가능하다. 다이어트를 하고자 하는 사람은 누구나 가벼운 마음으로 시작할 수 있다. 기간도 40일이다.

성공 확률을 높이기 위해선 누군가와 함께하길 권장한다. 우리 가족은 모바일 메신저 채팅방을 이용하여 매일 잘하고 있는지 격려하기도 하고, 때론 서로를 감시 아닌 감시도 하면서 성공적으로 감량했다. 가족끼리 함께해도 좋고, 친구들과 함께해도 좋다. 혹은 직장 동료들과 사내 동아리 형식으로 함께해도 좋을 것 같다.

이 책은 다이어리 형식으로 되어 있으니, 매일매일 블로그나 SNS 하듯이 다이어리를 적으면서, 정기적으로 몸 상태를 점검하며 재미있게 사용하길 바란다.

다이어트 비포, 에프터 성공 사례는 포털사이트에서 검색해 봐도 꽤 많이 나온다. 그러나 내가 다이어트 할 땐 제대로 빠지고 있는지 눈에 보이지 않는다. 그 과정에서 지쳐 실패를 경험한 분들이 우리가 먼저 걸어간 길을 보며 한 번 더 용기를 갖고 도전하여 목표하는 건강, 몸매, 자신감을 이루었으면 좋겠다. 만약 다이어트를 함께할 사람이 없거나, 우리 가족의 도움을 받고 싶다면 'cafe.naver.com/dietexercisebook'에 가입하며 다이어트라는 문제를 함께 풀어나갔으면 좋겠다.

오래 살고 싶다. 그런데 병실이 아닌 사랑하는 사람들과 건강하고 활기차게 오래오래 살고 싶다. 노인들의 "빨리 죽어야겠다."라는 말이 3대 거짓말 중 하나라는 사실만 보아도 인간은 건강하게 오래오래 살고 싶어한다. 그런데 우리의 이런 바람을 비만이 막고 있다.

요즘 비만에 대한 연구가 활발해지면서 사망률 1위인 암의 주요한 원인으로 과도한 복부지방이 대두되고 있다. 특히 복부비만이 시작되는 연령이 어려지면서 대장 선종의 위험이 커지기 때문에 나이불문 현대인들의 적절한 체중 조절은 필수다. 어디 암뿐인가? 포털사이트에 비만을 검색해 보면 연관 질병으로 당뇨병, 고지혈증, 담석증, 관절염, 심혈관계 질환 등등이 검색된다.

현대 질병의 온상, 비만을 유발하는 요인들은 많다. 술, 맵고 짠 음식, 고칼로리 패스트푸드 등, 이런 맛있는 음식들이 우리를 건강하게 살지 못하게 하고 있다. 내 입이 원하는 것이 아닌, 내 몸이 원하는 음식을 섭취할 필요가 있다. 이제 딱 40일만 내 입이 아니라 내 몸이 원하는 음식으로 바꿔서 먹어 보자. 그렇다고 초단식도 아니고 풀만 먹으라는 것도 아니다. 의외로 너무 많은 양에 놀라기도 할 것이다. 몸이 좋아하는 걸 충분히 먹으면 된다. 스트레스를 받으면 밤마다 과자와 라면에 밥을 말아 먹던 나도 할 수 있을 정도의 식단이다.

이 책을 읽고 있는 독자들 모두 오래오래 살았으면 좋겠다. 무엇보다 건강하게…

대부분의 다이어트는 충동적인 생각으로 시작된다. 오랜만에 만난 친구가 날씬해졌다거나, 작년에 입었던 옷이 맞지 않는다거나, 문득 내 뱃살이 보인다거나, 이렇게 충동적으로 시작하기 때문에 가장 빠르고 쉬운 방법을 찾게 된다. 왠지 할 수 있을 것 같은, 최단 기간에 뺄 수 있는 걸 원한다. 그러나 이러한 충동적인 생각으로 시작된 다이어트는 평소에 좋아했던 맛있는 음식 앞에서 충동적으로 끝나고 만다. 만약 초단식을 했다거나 굶는 다이어트. 원푸드 다이어트, 무작정 물만 많이 먹는 다이어트 등을 했다면 이전보다 더 늘어난 몸무게는 덤이다.

다이어트는 BMI 지수가 높은 사람, 체지방 비율이 높은 사람 모두에게 필요하다. 충동적으로 시작할 것이 아니라 차근차근 해낼 수 있는 방법으로 시작해야 한다. 그런데 생각보다 쉬운 일은 아니다. 충동적으로 음식을 먹고 싶은 생각이 들 수도 있고 내가 잘하고 있는지 의문이 들 때도 올 것이다. 경험상 정말 포기하고 싶은 순간도 온다. 그럴 때 함께하는 사람이 있다면 훨씬 위안이 된다.

우리 가족의 경우 처음부터 아빠의 건강을 위해서 시작했지만, 책 출간을 기획했기 때문에 모바일 메신저 채팅방에서 자신이 오늘 먹은 것들이나 공유할 내용을 계속 올리면서 서로를 격려했다. 누군가 감기에 걸렸으면 감기에 좋은 차를 끓여 놓기도 하고 걱정과 격려로 서로를 도왔다. 누군가 어제보다 훨씬 더 많은 감량을 했다면 자기 일처럼 축하해줬다. 혼자 하는 것보다 사랑하는 사람들과 함께하니 힘든지 몰랐다. 내가 겪고 있는 고민과 생각을 모두 다 함께하고 있었다. 함께한다면 성공률은 더욱더 높아진다.

나는 부모님으로부터 경제적으로 독립했다. 막내도 마찬가지로 대학생활과 아르바이트를 병행하며 자기만의 라이프 스타일을 살아가고 있다. 각자의 생활이 바쁘고 워낙 달라 가족끼리 대화할 내용이 많지 않았다. 딸이 둘이나 있는 우리 집도 밥 먹을 때 적막이 흐르기도 했다.

하지만 다이어트를 하면서 우리 가족은 서로 공유할 부분이 생겼다. 엄마는 엄마대로 건강식으로 준비하려고 함께 이야기 나누고, 아빠와 나 그리고 막내는 말할 것도 없다. 서로 이야기하려고 쉴 틈이 없다. 대부분 자기가 현재 다이어트가 잘되고 있어 정말 좋고, 주변 반응 때문에 기분이 좋다는 이야기들이다. 다이어트 기간 중 포기하고 싶었던 순간도 물론 있었지만, 사랑하는 사람들과 함께하니 그 힘든 것들이 그냥 스치듯 지나갔던 것 같다. 예전 같았으면 분명 넘어졌을 그러한 유혹들이 함께하니 스쳐 가는 감기처럼 지나갔다. 꼭 사랑하는 사람들과 함께 이 건강한 프로젝트에 함께하길 바란다.

만약 가족이 함께하기 어려운 경우에는, 필자의 인터넷 카페에서 함께 다이어트를 할 수 있도록 그룹을 만들어 주고 있다. 함께 건강해지는 기쁨을 누렸으면 좋겠다. 필자의 조언이 듣고 싶다면 누구나 가입하여 카페를 활용해 주길 바란다.

다이어트 문제집 활용 방법

가족들과 함께 40일 동안 자기 몸무게 중 10~15%를 건강하게 감량하는 이 『다이어트 문제집』의 활용 방법이 궁금해졌을 것이다. 이 다이어트 문제집은 여러분이 직접 40일간 다이어트라는 문제를 해결한다는 취지다. 가족으로 구성된 일반인 3명은 이 다이어트 문제를 푼 해설지라고 할 수 있다. 이 해설지는 매일매일 식단과 그날의 컨디션이 자세히 기록되어 있어 누구나 다이어트라는 문제를 풀 때 쉽게 풀 수 있도록 했다. 세 명의 라이프 스타일이 다르고, 특히 술, 담배에 노출되어 있었던 아빠는 몸에 해독이 필요하여 해독 다이어트 일종인 몸에 독소를 빼는 기간이 추가되어 있다. 자기 상황에 맞게 3명 중 한 명을 타겟으로 하여 해설지를 보며 다이어트 문제를 풀어갔으면 좋겠다.

① 다이어트 기간은 40일로 정한다.

② 정제된 흰쌀밥보단 현미, 율무밥 등 혼합 곡식을 이용한 밥을 섭취한다.

③ 하루에 한 끼는 꼭 채소를 2접시 이상 섭취하도록 한다.

④ 줄어든 영양 섭취를 보완하기 위해 보조제의 도움을 받는다.(병원에서 처방받는 약
　이 아닌, 말 그대로 영양보조제를 뜻한다)

⑤ 금주한다.

⑥ 하루에 1개씩 삶은 달걀, 단백질 셰이크 등 단백질은 충분히 섭취하도록 한다.

⑦ 하루에 한 끼는 닭가슴살, 샐러드, 고구마, 삶은 달걀, 현미밥 위주의 식단으로 구성
　한다.(어쩔 수 없는 상황에서는 조금의 틈을 허용함)

⑧ 국물이 있는 음식을 먹는다면 건더기만 섭취하고 국물은 섭취하지 않는다.

⑨ 몸이 허락하는 범위 안에서 근력운동을 진행한다.

⑩ 저녁은 최대한 가볍게 먹으며, 어쩔 수 없이 먹어야 할 경우엔 채소 위주로 섭취한다.

해독이 필요하다고 생각되시는 분들은

⑪ 이틀간은 담즙의 생성을 촉진하고 양을 조절하는 역할을 해, 간을 정화시켜 주고 간
　의 해독 기능을 강화시켜 주는 레몬물을 통해 이틀동안 몸에 자극을 준다.

⑫ 14일동안은 쌀밥과 밀가루를 제한한다.

⑬ 20일 정도 식이조절이 연습이 되었다면 20일부터는 근력운동도 함께 진행한다.

　총 13가지의 기본 규칙이 100% 지켜지지는 않았지만, 이 틀에서 많이 벗어나지 않으려 노력했으며 실제 문제풀이를 하는 부분에서 세 부녀의 인간적인 부분들을 볼 수 있다. 사람은 완벽하지 않다. 가끔은 과식하는 날도 있었고, 약간 룰을 어긴 날도 있었지만, 결국엔 성공했다. 여러분들도 기본 규칙 안에서 최선의 노력을 해준다면 하루, 이틀쯤 지키지 못하더라도 충분히 모두 성공할 수 있다.

　왼쪽 페이지에는 우리 가족 3명의 해설지라고 할 수 있는 다이어트 기록과 사진, 식단을 넣었고, 오른쪽 페이지엔 여러분의 기록을 쓸 수 있도록 구성했다. 최대한 많이 적어 보며 해설지와 비교해 보았으면 좋겠다. 여러분이

다이어트로 힘들어할 때, 다른 사람도 힘들었단 사실에 분명 위로받을 수 있을 것이다. 큰 틀 안에서 자신의 라이프스타일에 맞춰 진행하길 추천한다. 중간중간 다이어트와 관련한 개념들과 매일매일 다이어트 TIP들이 숨어 있으니 그것을 발견하는 재미로 기록해 봐도 좋을 것 같다.

본문에는 감량 기간 동안의 식단이 기록되어 있다. 일상생활에서 정확하게 g을 따지면서 먹기란 쉽지 않다. 독자들이 쉽게 이해할 수 있도록 숟가락, 혹은 주먹 크기 등으로 표현해 두었다. 1숟가락은 음식을 숟가락이 다 덮힐 만큼 적당히 담았을 때를 의미하고, 1큰숟가락은 숟가락에 산같이 가득 담은 걸 의미한다. 주먹 크기는 성인 여성 기준이다.

3 다이어트가 간절한 이유

내가 생각하는 완벽한 몸매 (사진, 글 모두 좋다)

목표 사이즈 또는 몸무게

예) 체지방 30% → 25%, 몸무게 65kg → 56kg, 허리 사이즈 31인치 → 28인치

완벽한 몸이 되었다고 상상하고 미래를 적어 보기

예) 1. 좋아하는 옷 가게에 들어갔다. 예전엔 날씬하게 보일 옷들만 골랐는데 이젠 내가
좋아하는 색, 좋아하는 디자인으로 맘껏 골라 입어 볼 수 있으니 너무 기쁘다.
2. 당뇨약과 혈압약을 먹고 있었는데, 성공적인 다이어트 후에 몸이 가벼워진 것뿐 아니라,
혈압과 혈당이 정상 수치로 돌아왔다.

* 여러분의 목표와 꿈을 응원합니다. 하루하루 함께하면 이룰 수 있습니다.

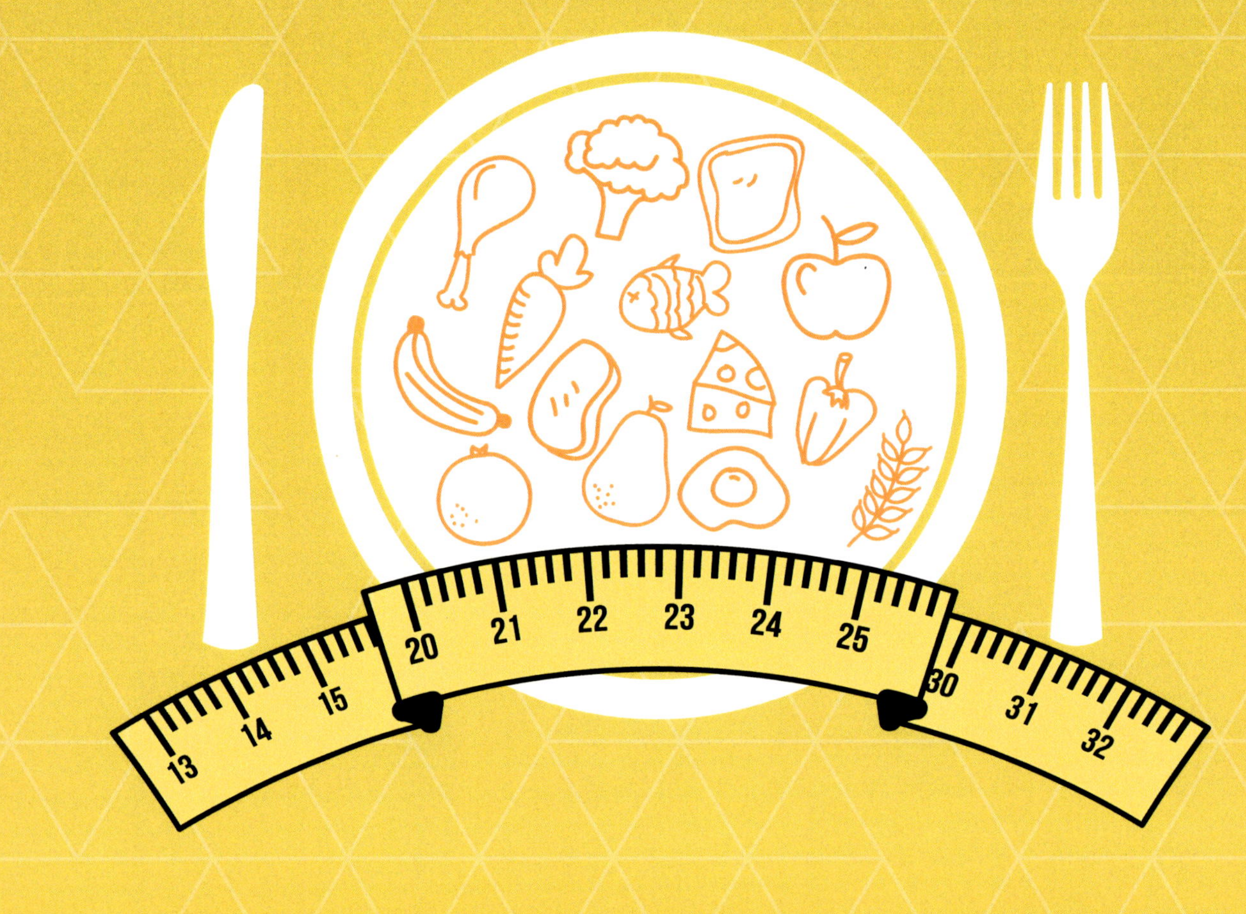

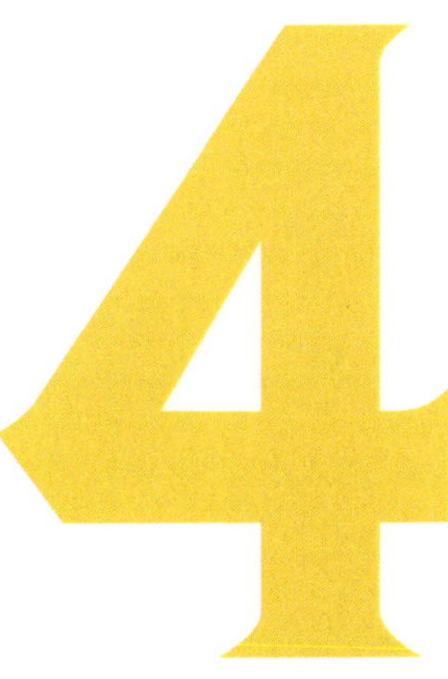

4

기본 원칙을 지키는
문제풀이 시작

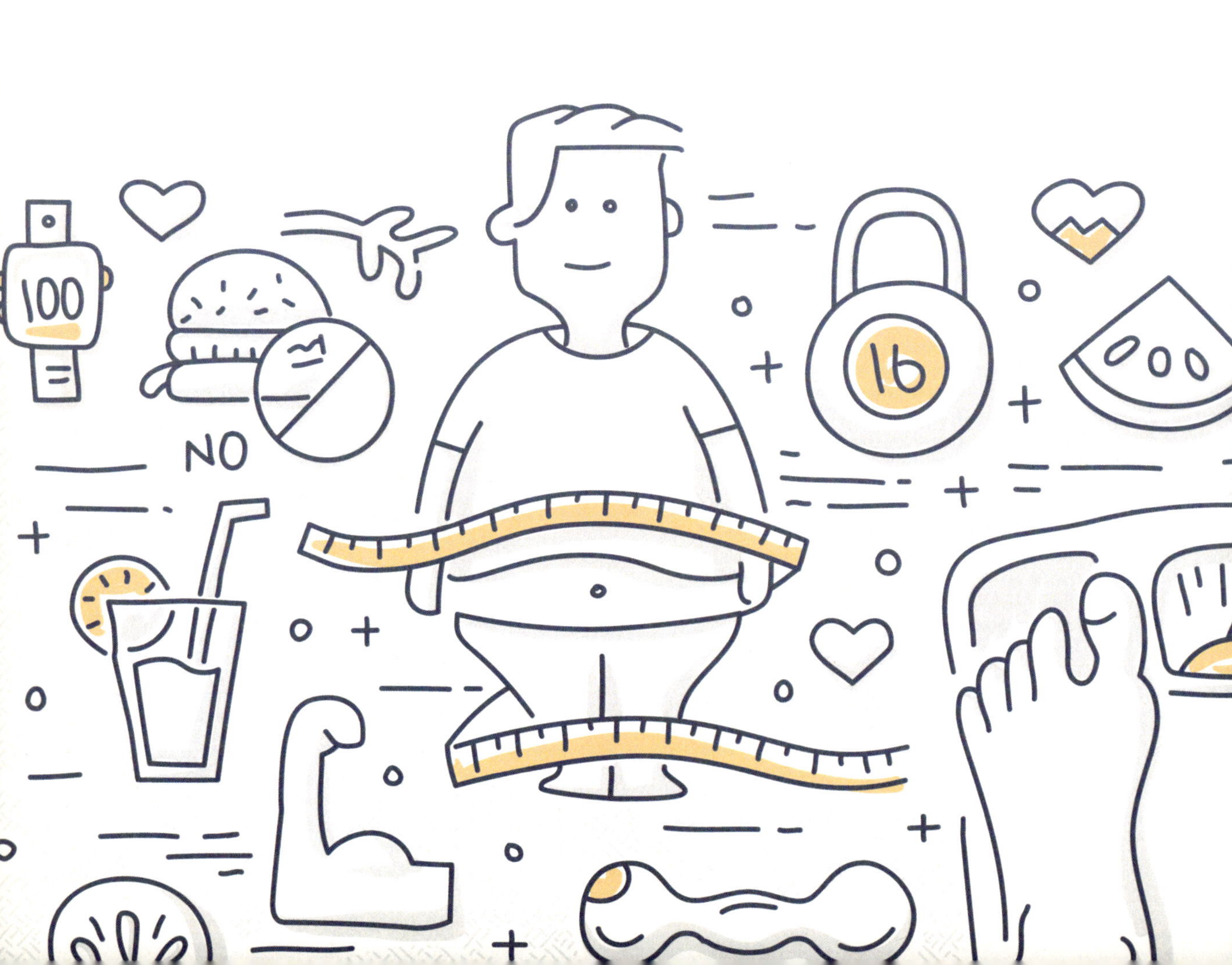

100
NO
lb

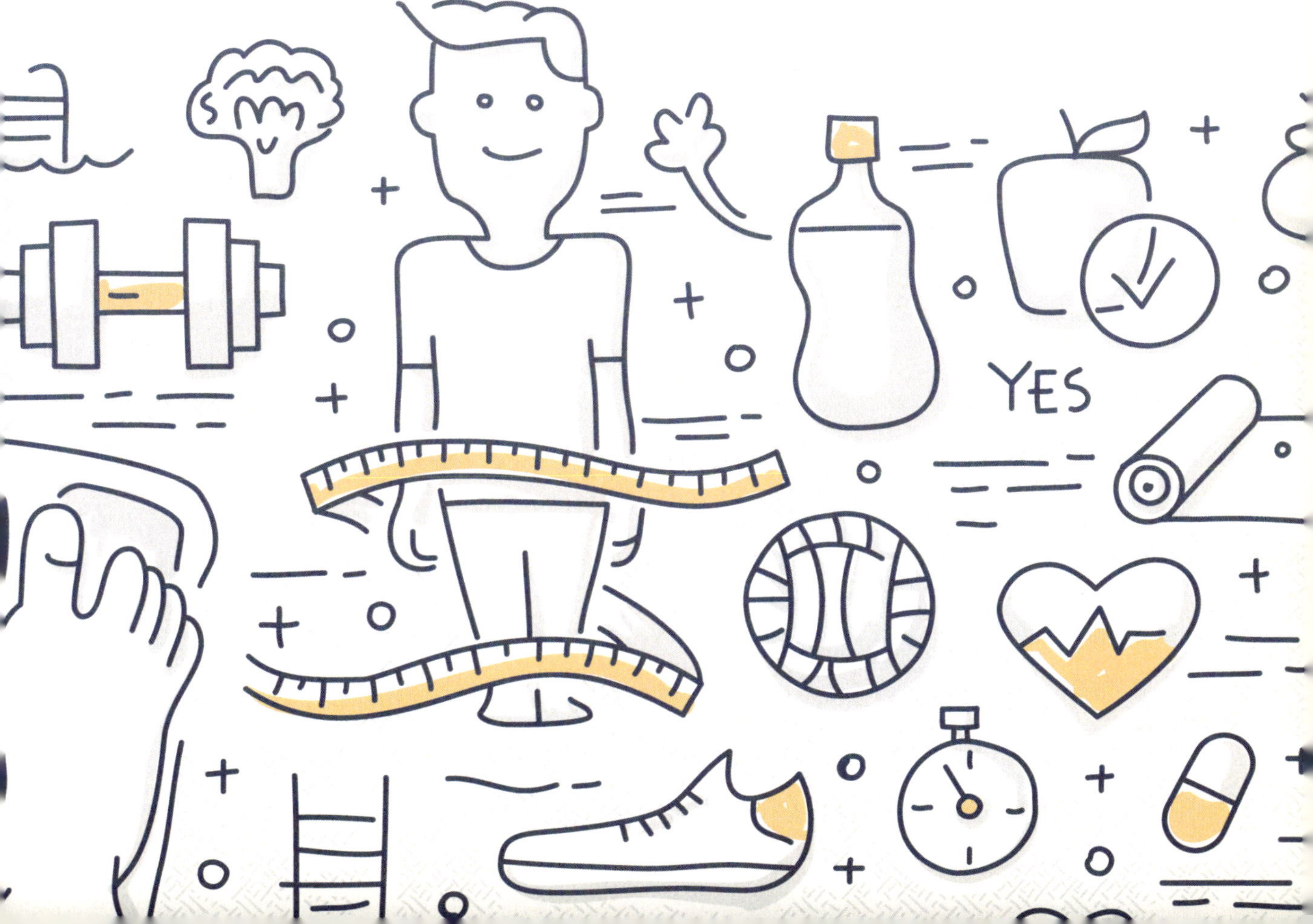

YES

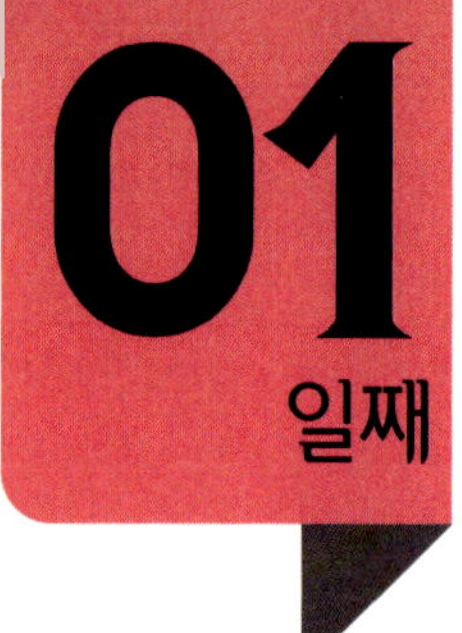

익숙함을 깨자

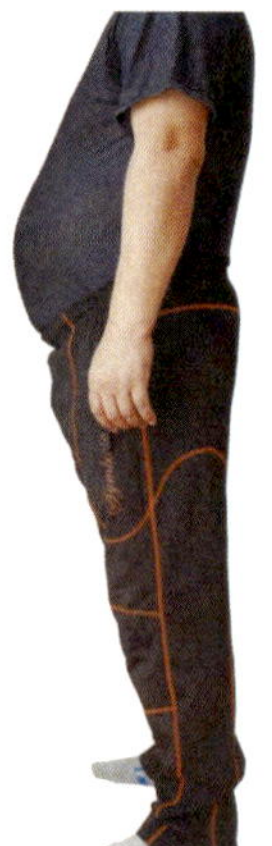

시작이 반이라는데 처음 시작은 약간 두려움이 있다. 늘 익숙했던 음식들과 작별을 위해 이틀 동안 레몬물만 섭취한다. 이미 많은 지방이 있어서인지 그렇게 힘들진 않지만, 밤이 되니 약간 힘이 없음이 느껴진다. 세상에 태어나서 처음으로 하루 24시간을 물로만 유지했다. 버틸 만하다. 몸무게는 전혀 줄어들지 않았는데 꽤 가벼움이 느껴진다.

아빠의 식단

아침: 레몬물 700㎖
점심: 레몬물 700㎖
저녁: 레몬물 700㎖

Basic Diet Tip

아침을 든든하게 먹자. 바쁜 일상 때문에 아침밥을 거르는 경우들이 생긴다. 야식을 먹은 다음 날이면 아침에 밥맛이 없다. 여기에서부터 악순환이 시작된다. 아침밥을 먹지 않으면 점심시간에 매우 배고프게 되어 기름진 음식, 탄수화물을 찾게 된다. 저녁 후 습관처럼 야식을 먹는다면? 최악이다. 악순환을 선순환으로 바꿔 보자. 아침밥이 훨씬 맛있어진다.

큰딸의 식단

아침, 점심, 저녁: 물 2ℓ

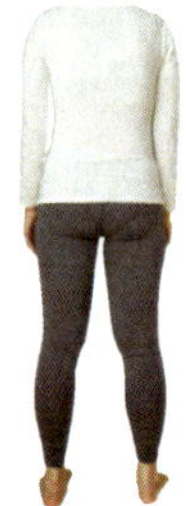

막내의 식단

아침: 물 500㎖,
점심: 녹차, 옥수수수염차 800㎖
저녁: 물 500㎖

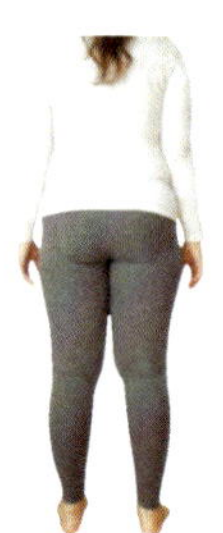

실전 문제 STEP 1

식단

아침	점심	저녁

운동	수면 시간	물 섭취량(각 500㎖)

내가 쓰는 나만의 해설(오늘 나의 상태)

오늘 감사한 일과 내일을 위한 다짐

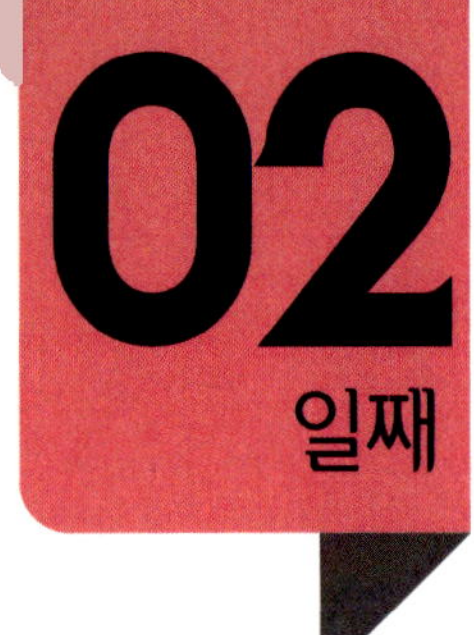

하루를 버티다

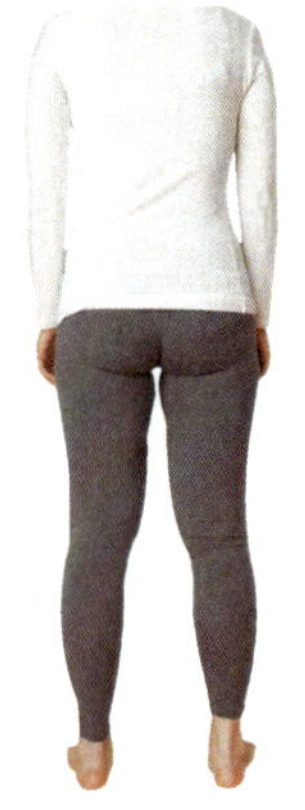

벌써 먹을 것의 유혹이 크다. 시간이 지나면 좀 좋아질까? 먹고 싶은 음식을 가족들과 함께 이야기하면서 이겨냈다. 아직 이틀째인데 무슨 소리냐고 가족들이 따끔하게 말해 준다. 훨씬 도움이 된다. 내 취침시간은 새벽 4시, 기상시간은 정오, 즉 12시다. 몇 년간 이 패턴으로 일하다 보니 야식이 일상이다. 잠자는 시간은 바꾸지 못하지만, 식습관은 바꿔 보리라! 저녁도 도시락으로 싸가니 훨씬 경제적이기도 하다. 일석이조다. 학생들이 준 치즈케이크를 8시경 한입 먹었다. 너무 맛있다. 그 이상 먹지 않는 자제력은 저녁으로 먹은 고구마 덕분인 것 같다.

큰딸의 식단

아침 겸 점심: 잡곡밥 2/3, 쌈 채소 충분히, 미역국 4숟가락, 카레 2숟가락, 김치 6조각, 삶은 달걀 1개, 소고기 1큰숟가락
저녁: 고구마 주먹 1/2, 단백질 셰이크 500㎖, 연어 6조각, 육회 2숟가락, 치즈케이크 1숟가락

Basic Diet Tip

다이어트 중엔 아무래도 스트레스를 받게 된다. 갑자기 변화된 식단에 예민해질 수 있다. 지금 현재 나에게 감사한 걸 지속적으로 생각하고 적다 보면 나의 에너지가 긍정적으로 바뀌는 걸 느낄 수 있다. 실제로 다이어트 기간 동안 매일매일 감사한 일 20가지씩 적은 게 스트레스 조절에 효과가 있었다.

아빠의 식단

아침: 레몬물 700㎖
점심: 레몬물 700㎖
저녁: 레몬물 700㎖

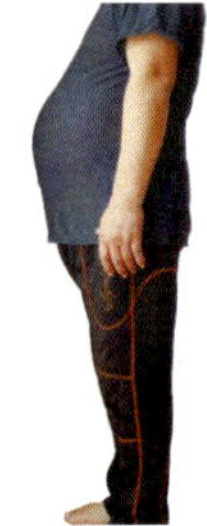

막내의 식단

아침: 배 1/6, 사과 1개, 고구마 주먹 1/2
점심: 떡만둣국 4숟가락, 배추김치 3조각
저녁: 고구마 주먹 1개, 삶은 오징어 다리 3개, 단백질 셰이크 500㎖

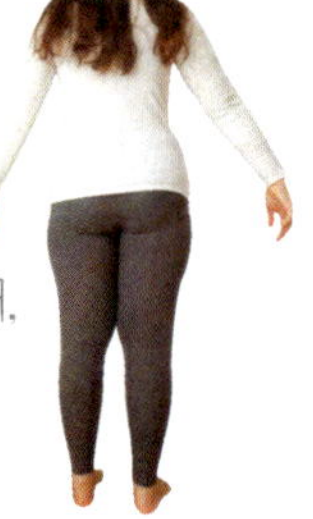

식단		
아침	점심	저녁

운동	수면 시간	물 섭취량(각 500㎖)

내가 쓰는 나만의 해설(오늘 나의 상태)

오늘 감사한 일과 내일을 위한 다짐

기본 원칙을 지키는 문제풀이 시작

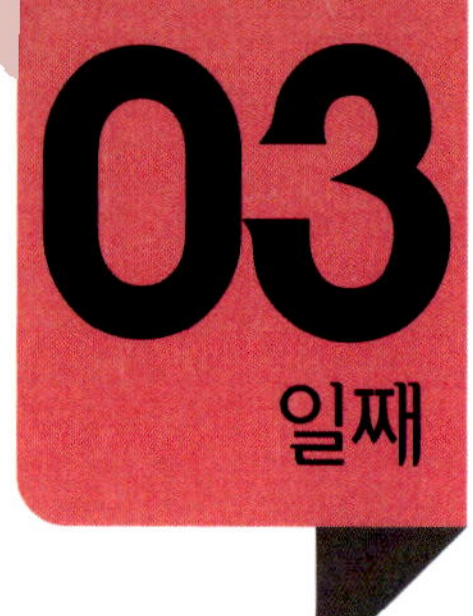

건강해지는 기분!
아침에 몸이 가볍다

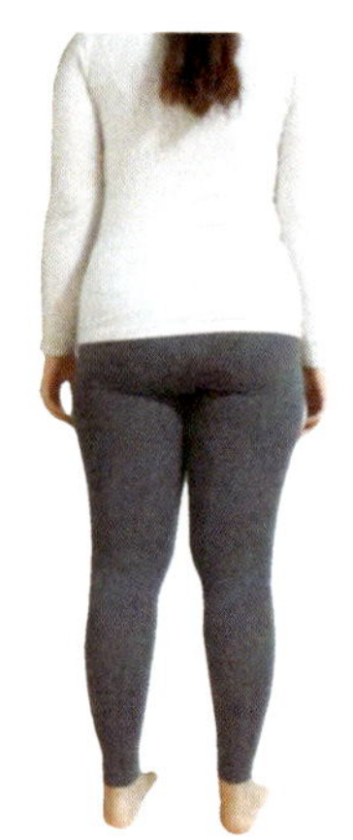

잠을 많이 못 자서 조금 피곤하다. 평소 같았으면 훨씬 더 피곤했을 텐데 몸이 가벼워져서인지 버틸 만하다. 감사 일기 쓰는 게 약간 귀찮게 느껴진다. 매일매일 적다 보니 다이어트를 할 수 있는 건강마저 감사하게 된다. 저녁 식사를 채소 위주로 가볍게 해야 해서 도시락을 싸 갖고 다니는데 밥값까지 절약되니 더욱 좋다.

막내의 식단

아침: 잡곡밥 1/3, 제육볶음 2숟가락, 삶은 달걀 1개, 김치찌개(건더기만) 3숟가락, 콩나물 2숟가락
점심: 고구마 주먹 1개, 파프리카 1개, 바나나 1개
저녁: 단백질 셰이크 500㎖

Basic Diet Tip

인체의 70%를 차지하는 수분, 얼마만큼, 어떤 물을 섭취하는지가 매우 중요하다. 적당한 수분 섭취는 다이어트 중 몸의 여러 기능들이 원활하게 이루어지도록 도와주며 체지방을 태우는 데도 도움을 준다. 하지만 한꺼번에 많은 양의 물을 먹게 되면 혈액의 농도가 낮아서 신체 기능에 부정적인 영향을 주기도 한다. '자기 체중 × 30㎖' 정도가 적정 섭취량이다.

아빠의 식단

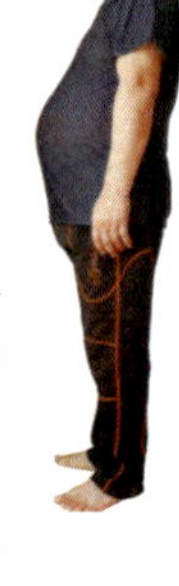

아침: 고구마 주먹 1/2, 당근 반쪽, 단호박 1/6, 레몬물 300㎖
점심: 토마토 2개, 오이고추 4개, 오이 1개, 표고버섯 2개, 파프리카 1/2, 고구마 주먹 1/4, 레몬물 300㎖
저녁: 토마토 2개, 오이고추 1개, 단호박 1/2, 파프리카 1/4, 고구마 주먹 1/2, 채소(상추, 갓, 외 3종 충분히), 레몬물 300㎖

큰딸의 식단

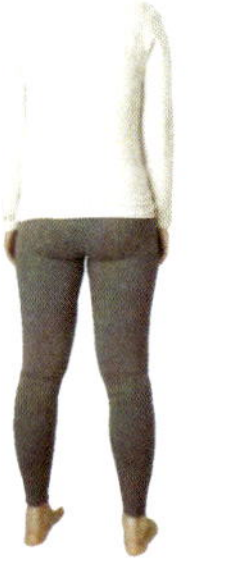

아침 겸 점심: 잡곡밥 2/3, 쌈 채소 충분히, 미역국 3숟가락, 김치 6조각, 카레 2숟가락
저녁: 고구마 주먹 1개, 단백질 셰이크 500㎖

실전 문제 STEP 3

식단		
아침	점심	저녁
운동	수면 시간	물 섭취량(각 500㎖)

내가 쓰는 나만의 해설(오늘 나의 상태)

오늘 감사한 일과 내일을 위한 다짐

작심삼일을 넘길 수 있는가?

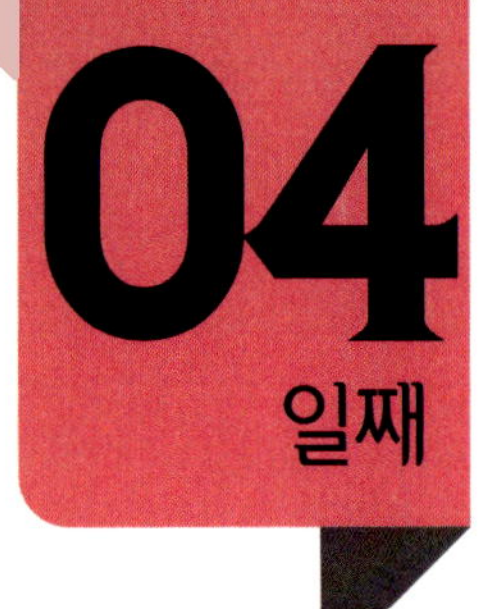

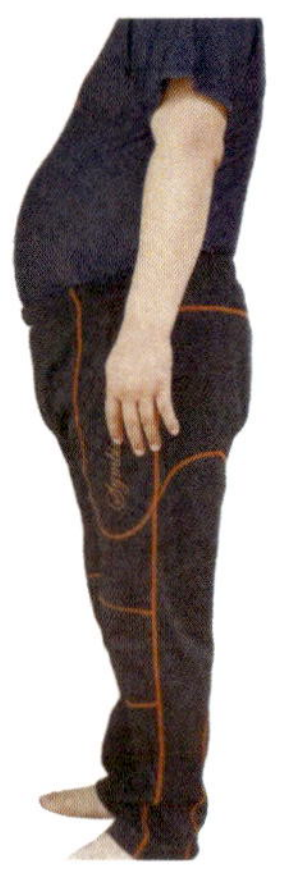

태어나서 처음으로 제대로 된 다이어트를 시작했다. 벌써 4일째다. 허리둘레 42인치일 때 무작정 굶는 다이어트를 했던 내가 우스워진다. 기상 시 정신이 혼미했던 것이 건강한 다이어트를 시작하고 나서 훨씬 가벼워졌다. 정신적으로도 적극적인 사고방식이 더욱 강해진 것 같다. '그래, 할 수 있다. 하면 된다'는 신념이 생긴다. 누가 나의 몸을, 건강을 생각해 주겠는가? 가족, 그리고 나 자신뿐이다.

아빠의 식단

아침: 표고버섯 1개, 양파 1/4, 파프리카 1/6, 양배추 1/10, 오이고추 1개, 오이 1/2, 단호박 1/10, 당근 반쪽, 토마토 1개, 배 1/5, 바나나 1개, 쌈 채소 충분히

점심: 고구마 주먹 1/2, 키위 1개, 배 1/3, 표고버섯 1개, 풋고추 1개, 양배추 1/10, 당근 1/3, 쌈 채소 충분히

저녁: 표고버섯 1개, 당근1/2, 방울토마토 12개, 양파 1/4, 양배추 1/10, 오이 1/2, 단호박 1/5, 고추 1개, 고구마 주먹 1/2

Basic Diet Tip

다이어트 기간엔 금주가 필수다. 알코올은 칼로리가 있지만, 영양소가 없어 살이 찌기 쉽다. 술을 먹게 되면 다이어트 기간에 충동적으로 고칼로리의 안주를 먹을 확률도 커지니 40일간은 되도록 술자리는 가지 않는 게 좋다.

큰딸의 식단

아침 겸 점심: 잡곡밥 1/2, 김치찌개 4숟가락, 쌈 채소 충분히, 키위 1개, 배 1/6

저녁: 삶은 달걀 1개, 고구마 주먹 1/2, 대추 5개, 단백질 셰이크 500㎖

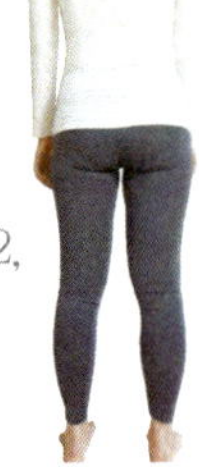

막내의 식단

아침: 파프리카 1개

점심: 고구마 주먹 2개, 방울토마토 10개, 삶은 달걀 1개

저녁: 방울토마토 10개, 배추 4장, 닭가슴살 한쪽

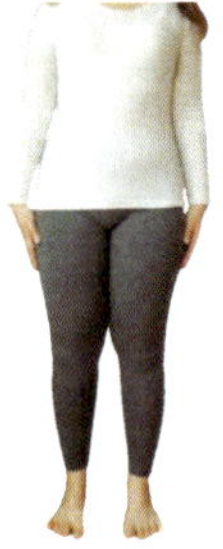

실전 문제 STEP 4

식단		
아침	점심	저녁

운동	수면 시간	물 섭취량(각 500㎖)

내가 쓰는 나만의 해설(오늘 나의 상태)

오늘 감사한 일과 내일을 위한 다짐

해이해지지 말자

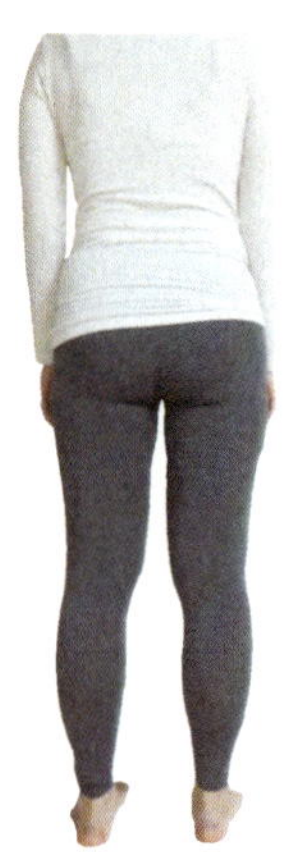

회사를 다니면서 하는 다이어트란, 마치 일본에 가서 스시를 안 먹는 느낌이다. 또 평소 먹을 것으로 스트레스를 풀었기 때문에 하기 싫고 포기하고 싶었는데 살이 빠지고 있는 게 느껴져서 그 힘에 기운내서 하게 된다. 그리고 함께 하는 가족들이 있어 포기할 수 없다. 약간의 어지러움이 느껴지지만, 일상생활에 지장이 있을 정도는 아니다. 너무 음식을 많이 줄였다면 속이 쓰릴 수 있다. 그럴 땐 고단백질 음식과 많은 양의 채소를 함께 먹는 것을 추천한다. 생채소가 부담스럽다면 끓는 물에 약간 데쳐서 먹는 것도 좋다.

해설

큰딸의 식단
아침 겸 점심: 사과 1/3, 배 1/3, 고구마 주먹 1/2
저녁: 단백질 셰이크 500㎖

Basic Diet Tip

다이어트는 쉽지 않다. 1주일이 되어 가는 지금, 당신도 쉽지 않을 것이다. 이럴 때 나를 지탱해 줄 사람과 함께 필요한 것은 다이어트를 하는 목적이다. 다이어트를 성공하여 이루게 될 내 모습을 적극적으로 상상하라. 분명 기분이 좋아질 것이고, 이루고 싶은 마음이 더 간절해질 것이다.

아빠의 식단
아침: 방울토마토 20개, 고구마 주먹 1개, 당근 1개, 표고버섯 1개, 풋고추 1개, 쌈 채소 충분히
점심: 토마토 2개, 고구마 1개, 감자 1/2, 사과 1/2, 키위 1/2, 무 1조각, 김 2장, 당근 1/2, 쌈 채소
저녁: 방울토마토 20개, 양배추 1/10, 무 1조각, 당근 1/2, 고구마 1/2, 감자 1/2, 쌈 채소 5장

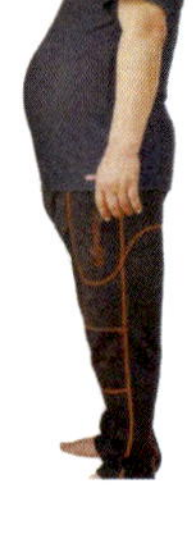

막내의 식단
아침 겸 점심: 꼬막 10개, 잡곡밥 1/2
저녁: 고구마 주먹 1개, 파프리카 1개, 단백질 셰이크 500㎖

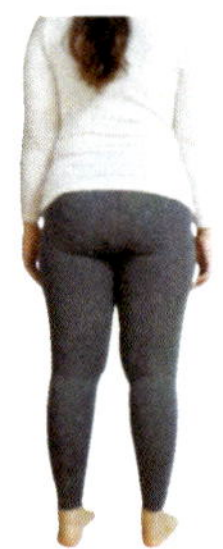

추가해설

식단		
아침	점심	저녁
운동	수면 시간	물 섭취량(각 500㎖)

내가 쓰는 나만의 해설(오늘 나의 상태)

오늘 감사한 일과 내일을 위한 다짐

기본 법칙을 지키는 문제풀이 시작

내 옷이 내 몸을 느낀다

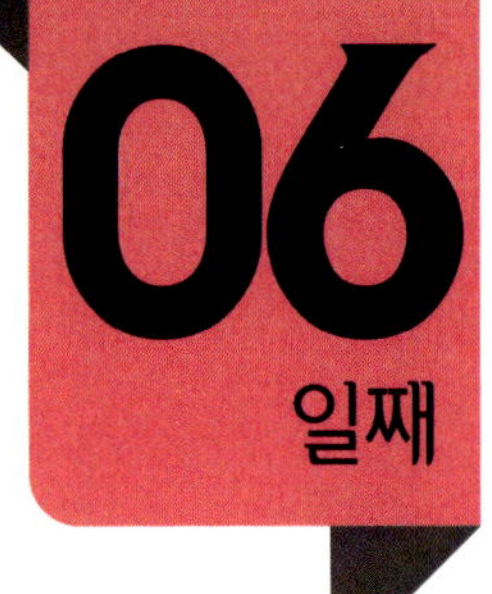

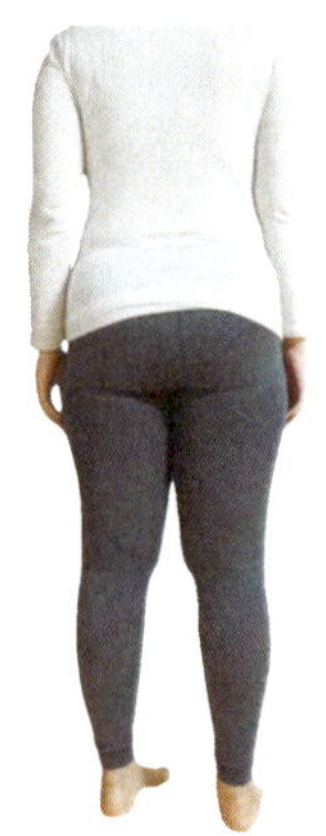

옷을 입었다. 예전엔 아주 타이트해서 불편했던 옷이 확실히 헐렁해졌다. 주변 사람들은 아직 몰라 보지만, 내 옷이 내 몸을 느끼고 있다. 학교 친구들이 도시락 싸 갖고 다니는 나를 보고 다이어트 하고 싶은 생각이 생겼다고 이야기한다. 주변 사람들도 관심을 보이니 부담스러운 부분이 있지만, 더 잘해서 성공하고 싶은 마음이 든다. 더 예쁜 옷을 입고 캠퍼스를 거닐고 싶은 욕심도 생긴다.

막내의 식단

아침: 잡곡밥 1/2, 돼지김치찌개(건더기만) 3숟가락, 방울토마토 10개, 삶은 달걀 1개
점심: 파프리카 1개
저녁: 양상추 1주먹, 콜라비 1/3, 미역 2숟가락, 방울토마토 10개, 버섯 2숟가락

Basic Diet Tip

섭취량을 너무 줄이면 우리 몸은 지금 전쟁에 버금가는 위급한 상황이라고 인지한다. 앞으로 음식은 더 들어오지 못할 것이라 생각하여 지방을 쌓으려 한다. 충분히 먹어야 한다. 영양 밀도가 높은, 영양소가 골고루 들어있는 음식을 충분히 먹어, 몸이 저장하려는 태세로 돌변하지 않도록 하자.

아빠의 식단

아침: 방울토마토 25개, 고구마 주먹 1/2, 표고버섯 1개, 양배추 1/10, 쌈 채소 충분히
점심: 방울토마토 13개, 양상추 1주먹, 포도알 10개,
저녁: 감자 1개, 고구마 주먹 1개 반, 방울토마토 18개, 양배추 1/10, 쌈 채소 충분히

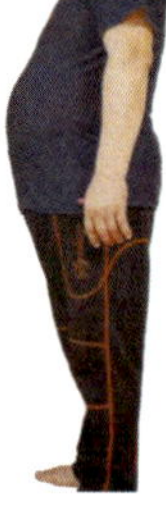

큰딸의 식단

아침 겸 점심: 매생이국 1인분, 잡곡밥 1/2, 삶은 달걀 1개, 꼬막 10개, 김치 3조각, 방울토마토 10개, 오렌지 1/2, 사과 1/6개
저녁: 고구마 주먹 1개, 모짜렐라치즈 샐러드 1인분

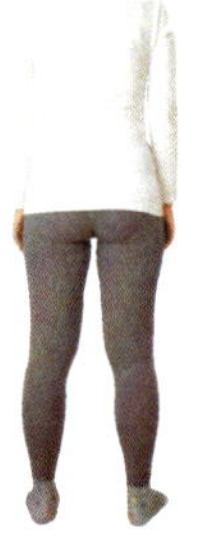

실전 문제 STEP 6

식단

아침	점심	저녁

운동	수면 시간	물 섭취량(각 500㎖)

내가 쓰는 나만의 해설(오늘 나의 상태)

오늘 감사한 일과 내일을 위한 다짐

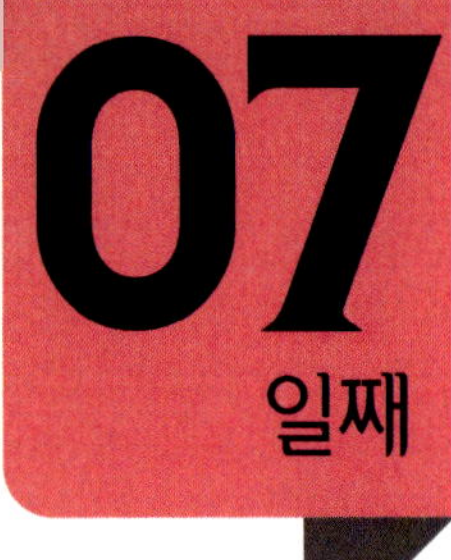

내 몸의 소중함을
다시 한 번 생각하다

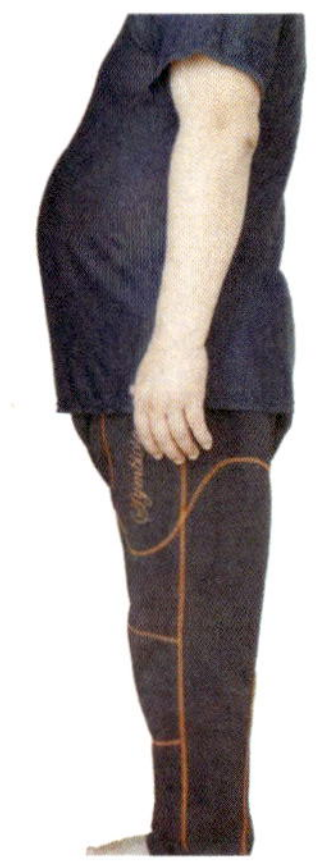

새벽녘에 속이 약간 더부룩하며 쓰리기도 하고 조금 이상이 있는 것 같다. 육류가 먹고 싶어 그러나 싶다. 참아야 한다. 내일 아침이면 이제 맛있어진 채소와 음식들을 먹을 수 있으니 말이다! 처음엔 쓰러지는 게 아닐까? 하는 걱정을 했던 내가 떠오른다. 쓰러지기는커녕 1주일 동안 성공한 내가 자랑스럽다. 전쟁을 하는 것 같다. 그리고 그 전쟁에서 승리하고 있는 기분이다.

아빠의 식단

아침: 사과 1/2, 방울토마토 20개, 키위 1개, 감자 1개, 고구마 1개, 쌈 채소 충분히

점심: 사과 1/2, 고구마 주먹 1개 반, 감자 1/2, 토마토 2개, 방울토마토 5개, 키위 1개, 쌈 채소 충분히

저녁: 바나나 1개, 파프리카 1개, 고구마 주먹 1개 반, 방울토마토 10개, 쌈 채소 충분히

Basic Diet Tip

다이어트에 좋은 음식으로 통곡물, 과일, 채소, 견과류, 올리브유, 닭가슴살, 해산물을 추천한다. 특히 잡곡밥은 흰쌀밥보다 더 많은 섬유질을 섭취할 수 있으며 오메가3지방산 등은 우리 몸을 건강하게 도와준다. 뭐든지 과유불급. 좋은 음식이라도 골고루 섭취하는 게 중요하다.

큰딸의 식단

아침 겸 점심: 잡곡밥 1/2, 매생이국 1인분, 삶은 달걀 1개, 양상추 1주먹, 김치 4조각

저녁: 연어 샐러드 5큰술가락, 고구마 주먹 1개, 파프리카 1/2, 단백질 셰이크 500㎖

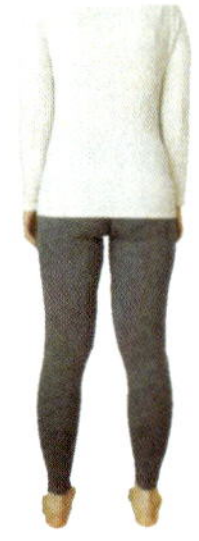

막내의 식단

아침 겸 점심: 잡곡밥 1/2, 김치찌개 3숟가락, 옥수수 1/2, 블루베리 30개, 배 2/3, 사과 1/2, 감 1개

저녁: 고구마 주먹 1개, 단백질 셰이크 500㎖

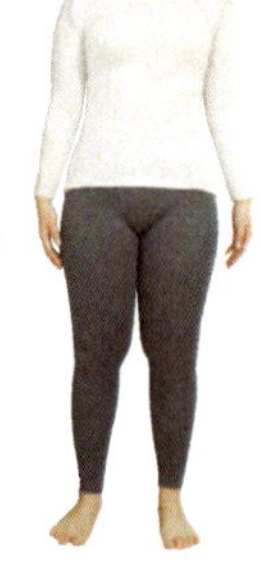

실전 문제 STEP 7

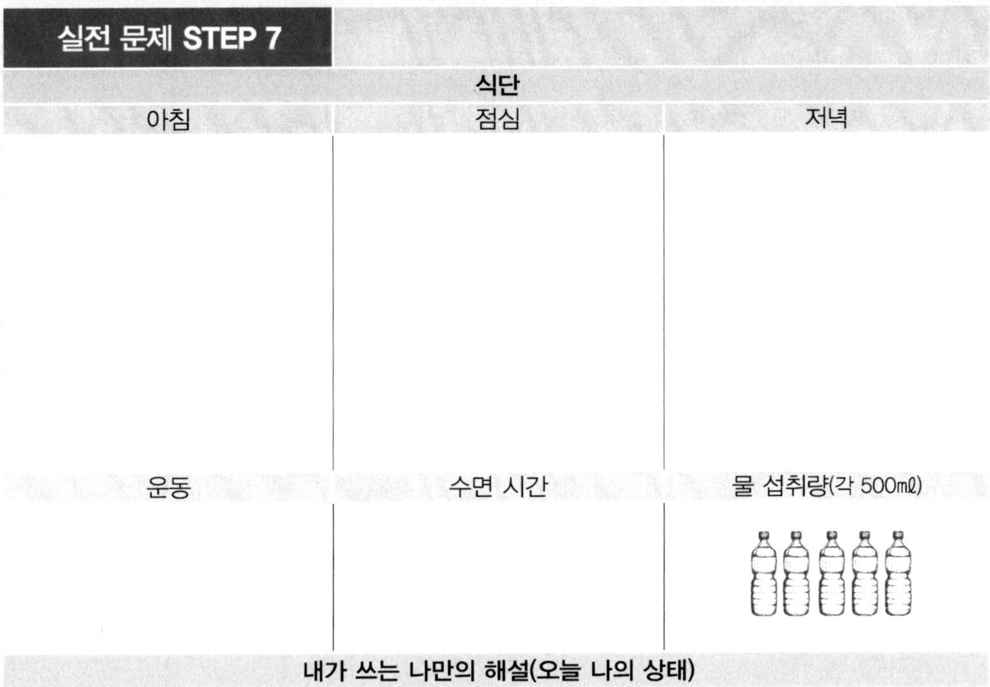

식단		
아침	점심	저녁

운동	수면 시간	물 섭취량(각 500㎖)

내가 쓰는 나만의 해설(오늘 나의 상태)

오늘 감사한 일과 내일을 위한 다짐

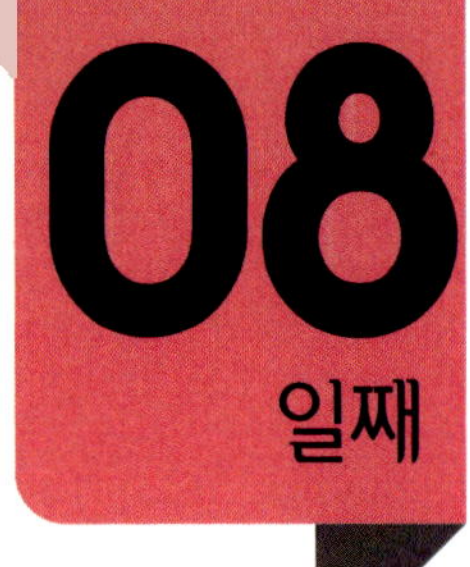

하나의 작은 언덕을
넘어선 성취감

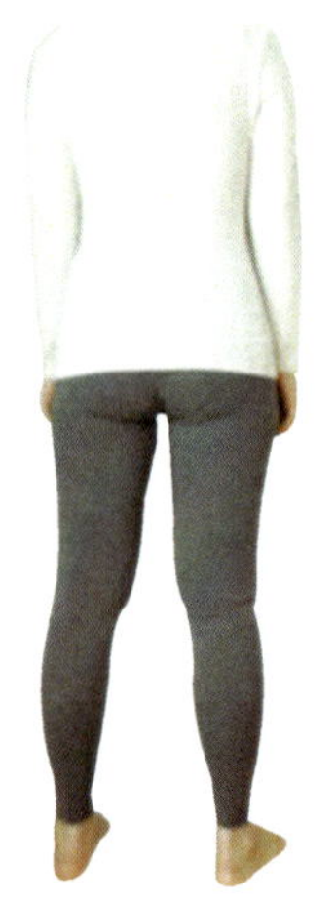

원푸드 다이어트를 1주일 동안 한 적은 있었다. 그때와 기분이 많이 다르다. 골고루 먹었고, 영양이 부족하지 않게 영양제도 꼬박꼬박 먹었다. 기분이 가볍고 즐겁다. 특히 저녁에 배고픔의 신호가 올 때 이길 수 있는 나만의 방법을 찾아내 기쁘다. 10시 이후 배고픔이 찾아올 때 따뜻한 물 한 잔을 마시면 훨씬 배고픔이 사라진다. 그리고 이 배고픔을 한 번 이겨내면 전에 느끼지 못했던 가벼움이 나를 찾아온다. 작은 언덕을 넘은 것 같다. 내가 할 수 있다면 누구나 할 수 있다.

큰딸의 식단

아침 겸 점심: 잡곡밥 1/2, 삶은 달걀 1개, 삶은 닭다리 1개, 오이 1/2, 배추 2장, 낙지 2큰숟가락, 김치 4조각, 김치찌개 4숟가락, 나물 1큰숟가락
저녁: 고구마 주먹 1개, 파프리카 1/2, 단백질 셰이크 500㎖

Basic Diet Tip

전엔 배가 고프면 먹었었다. 무조건 먹었다. 배고픔을 견디고 싶다면, 먼저 휴식을 취하라. 몸이 휴식을 원할 때 배고픔을 신호로 보내는 경우가 있다. 물론 섭취량이 적어 진짜 배고픔의 신호일 수 있다. 당신이 느낀 진짜 배고픔의 시기가 잠들기 직전이 아니라면 견과류나 채소를 추천한다.

아빠의 식단

아침: 닭가슴살 한쪽, 김 1장, 파프리카 1개, 키위 1개, 바나나 1개, 고구마 1개, 방울토마토 10개, 무 1개
점심: 닭가슴살 한쪽, 사과 1개, 파프리카 1개, 바나나 1개, 고구마 주먹 2개, 쌈 채소 충분히
저녁: 닭가슴살 한쪽, 토마토 2개, 당근 1개, 고구마 주먹 1개 반, 표고버섯 2개

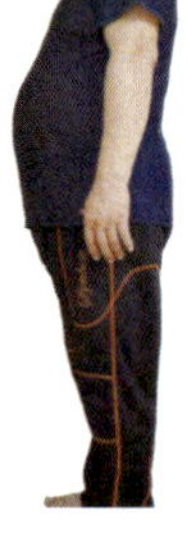

막내의 식단

아침 겸 점심: 잡곡밥1/2, 닭가슴살 2숟가락, 김치찌개 2숟가락, 블루베리 10개
저녁: 단백질 셰이크 500㎖

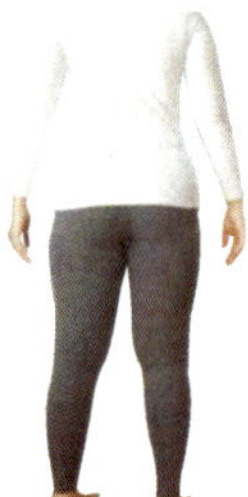

실전 문제 STEP 8

식단		
아침	점심	저녁

운동	수면 시간	물 섭취량(각 500㎖)

내가 쓰는 나만의 해설(오늘 나의 상태)

오늘 감사한 일과 내일을 위한 다짐

기본 원칙을 지키는 문제풀이 시작

살이 쭉쭉 빠지니까 힘이 난다

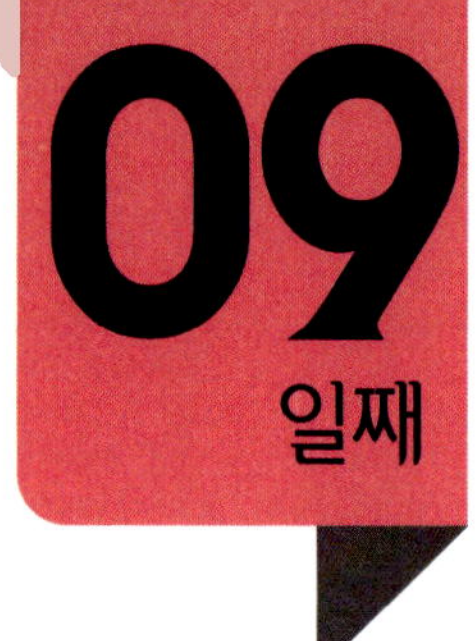

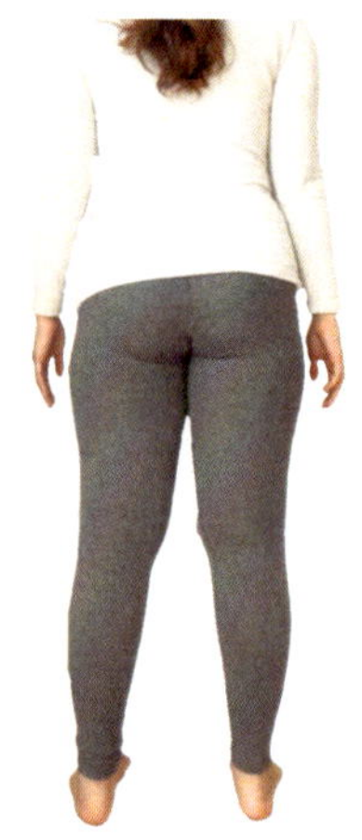

아침에 일어났는데 탈수 증상처럼 좀 어지러웠다. 물을 먹고 앉거나 누워서 눈을 좀 감고 있었는데 훨씬 괜찮아졌다. 다이어트가 쉽지만은 않다. 꼭 내 몸에 이상이 있는 것 같다는 생각이 들었지만, 체지방이 빠지고 있는 중이고, 몸이 적응하고 있는 중이라는 사실을 알고 있다. 내 증상을 가족들과 함께 이야기했다. 정도는 다르지만, 언니와 아빠도 비슷한 증상이 있다. 빠지는 과정이니 괜찮다. 평소 같았으면 이쯤에서 포기했겠지만, 이번엔 제대로 된 다이어트를 해 볼 것이다.

해설

막내의 식단
아침 겸 점심: 잡곡밥 1/2, 오이달래무침 2숟가락, 버섯 2숟가락, 배추김치 4조각
저녁: 단백질 셰이크 500㎖

Basic Diet Tip

배가 고프다면 손을 움직여 보자. 손이 바쁘다면 허기짐을 좀 잊을 수 있다. 컴퓨터 게임, 휴대폰 게임도 좋다. 잠시 손을 바쁘게 움직인다면 가짜 배고픔은 어느새 많이 줄어들어 있을 것이다. 누군가와 대화를 해도 좋고, 무엇인가에 집중해도 좋다. 가짜 배고픔과 진짜 배고픔을 구분하는 테스트를 실행해 보자.

아빠의 식단
아침: 돼지고기 등심 4큰숟가락, 버섯 4종류 4큰숟가락, 사과 1/2, 양상추 2주먹, 고구마 주먹 1개 반
점심: 토마토 3개
저녁: 삶은 달걀 2개, 단호박 1/4, 삶은 콩 3큰숟가락, 쌈 채소 충분히, 삶은 돼지고기 3큰숟가락

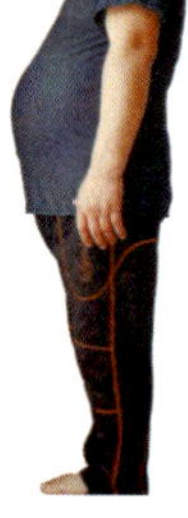

큰딸의 식단
아침 겸 점심: 잡곡밥1/2, 김치찌개 (건더기만) 3숟가락, 버섯 2숟가락, 미역 2숟가락, 키위 1개, 삶은 달걀 1개, 블루베리 12알

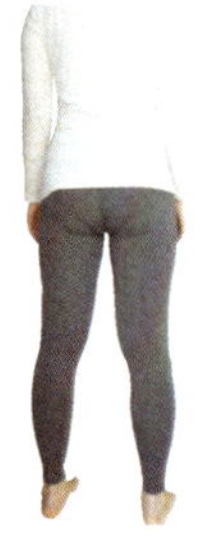

추가해설

식단		
아침	점심	저녁

운동	수면 시간	물 섭취량(각 500㎖)

내가 쓰는 나만의 해설(오늘 나의 상태)

오늘 감사한 일과 내일을 위한 다짐

기본 원칙을 지키는 문제풀이 시작

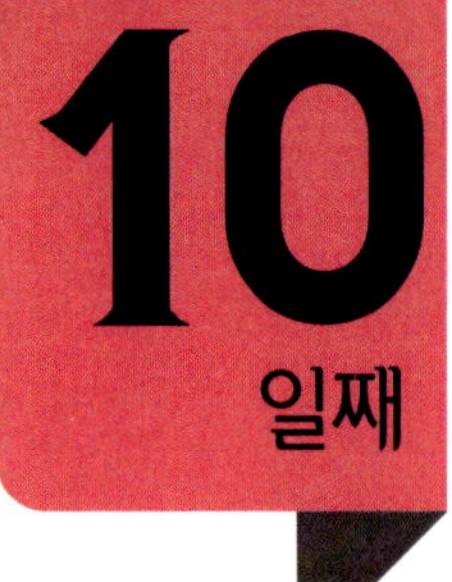

사람들 먹는 걸 관찰해 보자

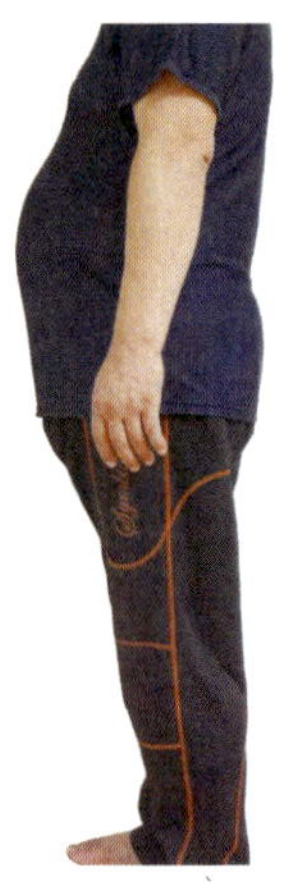

오늘은 친척 결혼식이 있어 점심은 결혼식장에서 하게 되었다. 여러 가지 맛있는 음식들이 수없이 나를 유혹했지만, 잘 이겨냈다. 그래도 내가 먹을 수 있는 음식들이 있으니 얼마나 고마운가. 예전과 다르게 식사가 빨리 끝나다 보니 다른 사람들이 먹는 걸 관찰해 봤다. 한 접시에 산처럼 쌓아 올린 음식들을 허겁지겁 먹는 사람들을 보니 예전의 내 모습을 보는 것 같다. 식욕을 채우기 위한 식사가 아닌 내 몸을 위한 식사를 하고 있다는 사실이 새삼 뿌듯해진다.

아빠의 식단

아침: 삶은 돼지고기 3큰숟가락, 사과 1/2, 파프리카 1개, 오이 1개, 감 1개, 키위 1개, 양상추 2주먹
점심: 삶은 달걀 1개, 고구마 주먹 1개, 방울토마토 6개
저녁: 닭가슴살 한쪽, 봄동 8장, 파프리카 1개, 고구마 1/2개, 오이 1개, 방울토마토 10개, 버섯류 2큰숟가락

Basic Diet Tip

배고플 때 물을 마시자. 우리 몸은 목이 마른 것과 배가 고픈 것을 비슷한 신호로 요청한다. 목이 말라도 배가 고프다는 생각이 들 수 있다는 것이다. 실제로 다이어트 기간에 배가 고프다는 신호가 왔을 때 따뜻한 물 한 잔 마시고 나면, 그 느낌이 훨씬 줄어드는 것을 느낄 수 있다.

큰딸의 식단

아침 겸 점심: 잡곡밥 1/2, 쌈 채소 충분히, 오렌지 3조각, 블루베리 15조각, 김치찌개(건더기만) 2숟가락
저녁: 채소 2주먹, 고구마 주먹 1개, 소고기 1큰숟가락, 토마토 3개

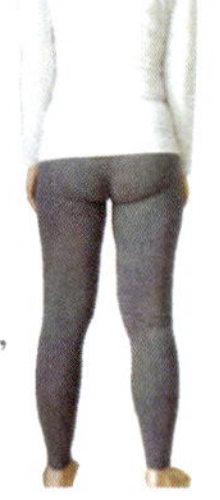

막내의 식단

아침: 잡곡밥 1/2, 김치찌개 2숟가락, 방울토마토 10개, 바나나 1개, 오징어볶음 3숟가락
점심: 삶은 달걀 1개, 고구마 주먹 1개,
저녁: 꼬막 10개, 쌈 채소 충분히, 참외 1개, 오징어볶음 2숟가락

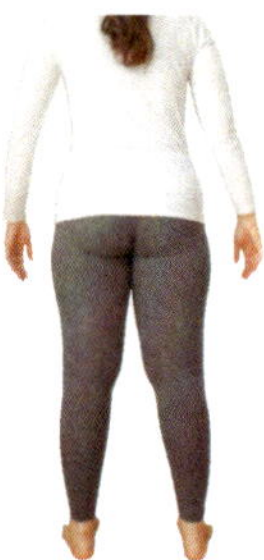

실전 문제 STEP 10

식단		
아침	점심	저녁

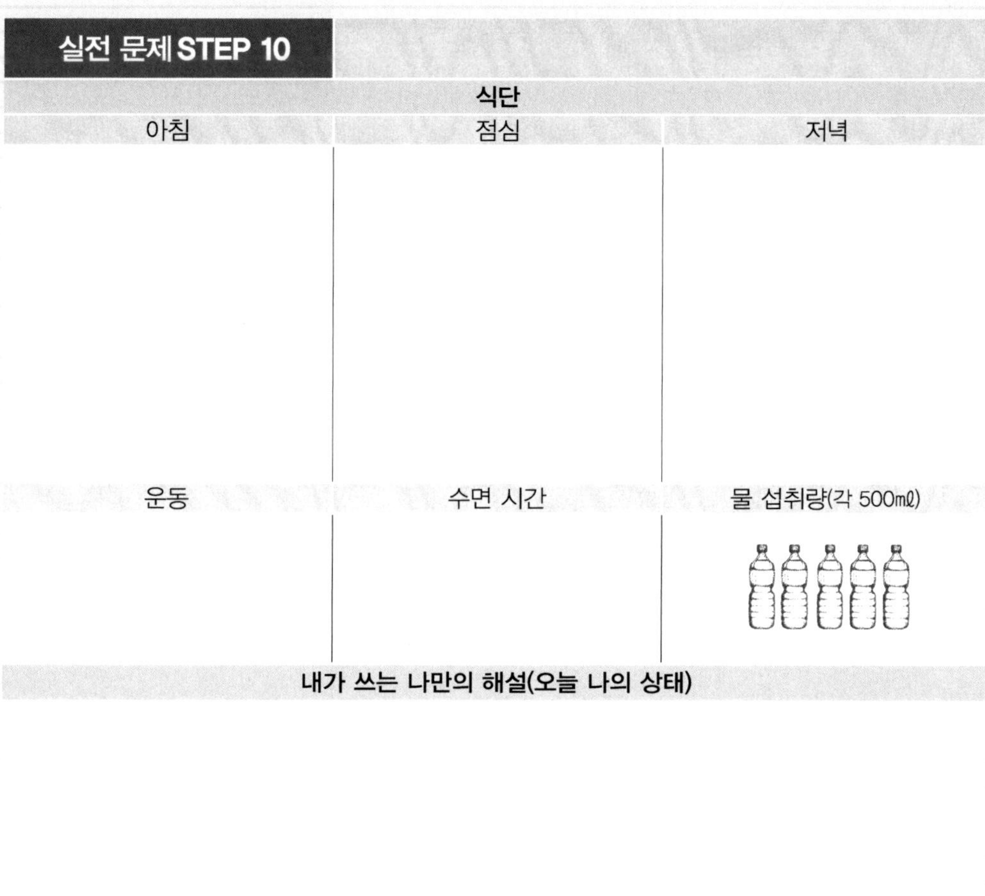

운동	수면 시간	물 섭취량(각 500㎖)

내가 쓰는 나만의 해설(오늘 나의 상태)

오늘 감사한 일과 내일을 위한 다짐

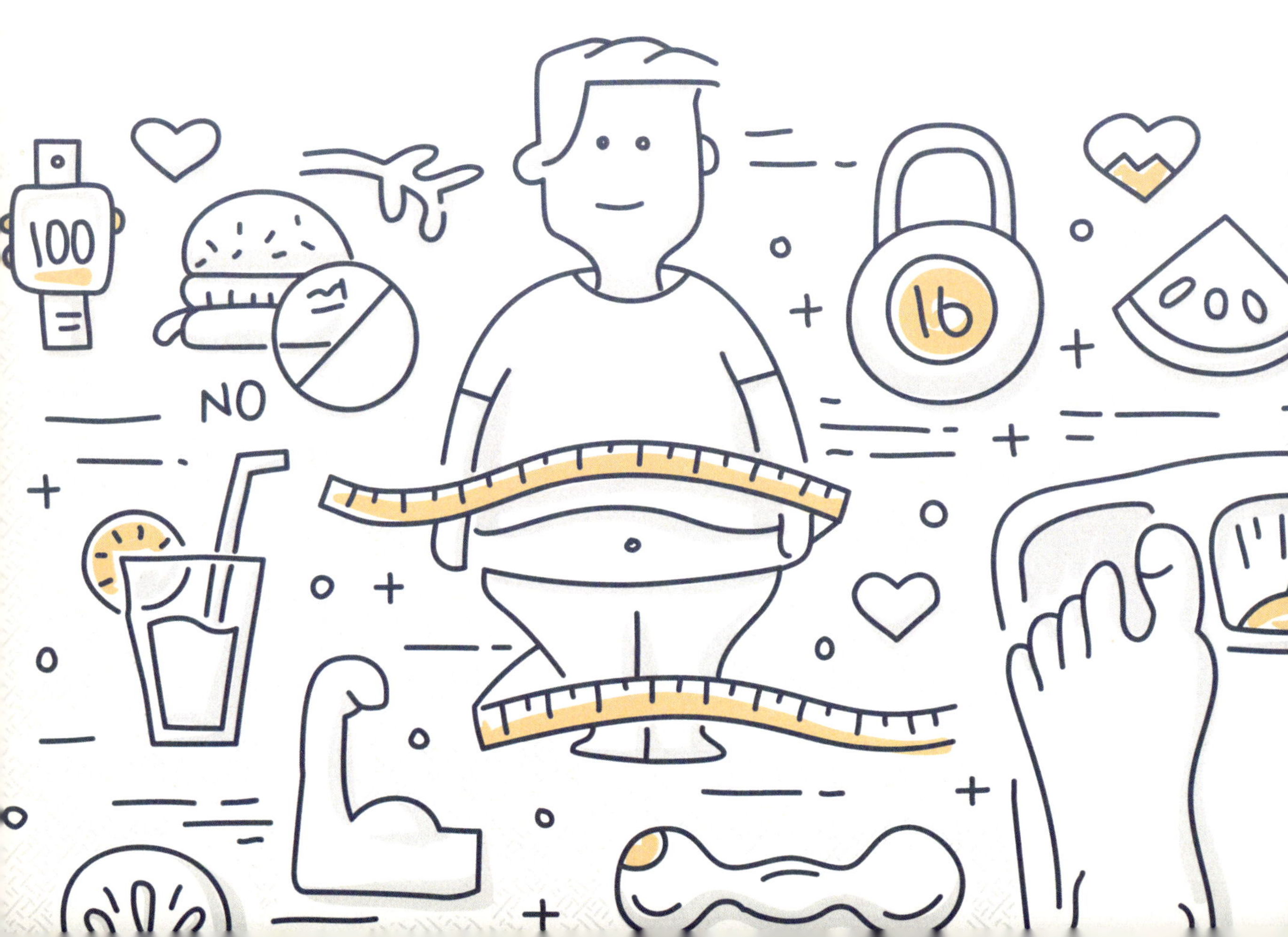

100
NO
lb

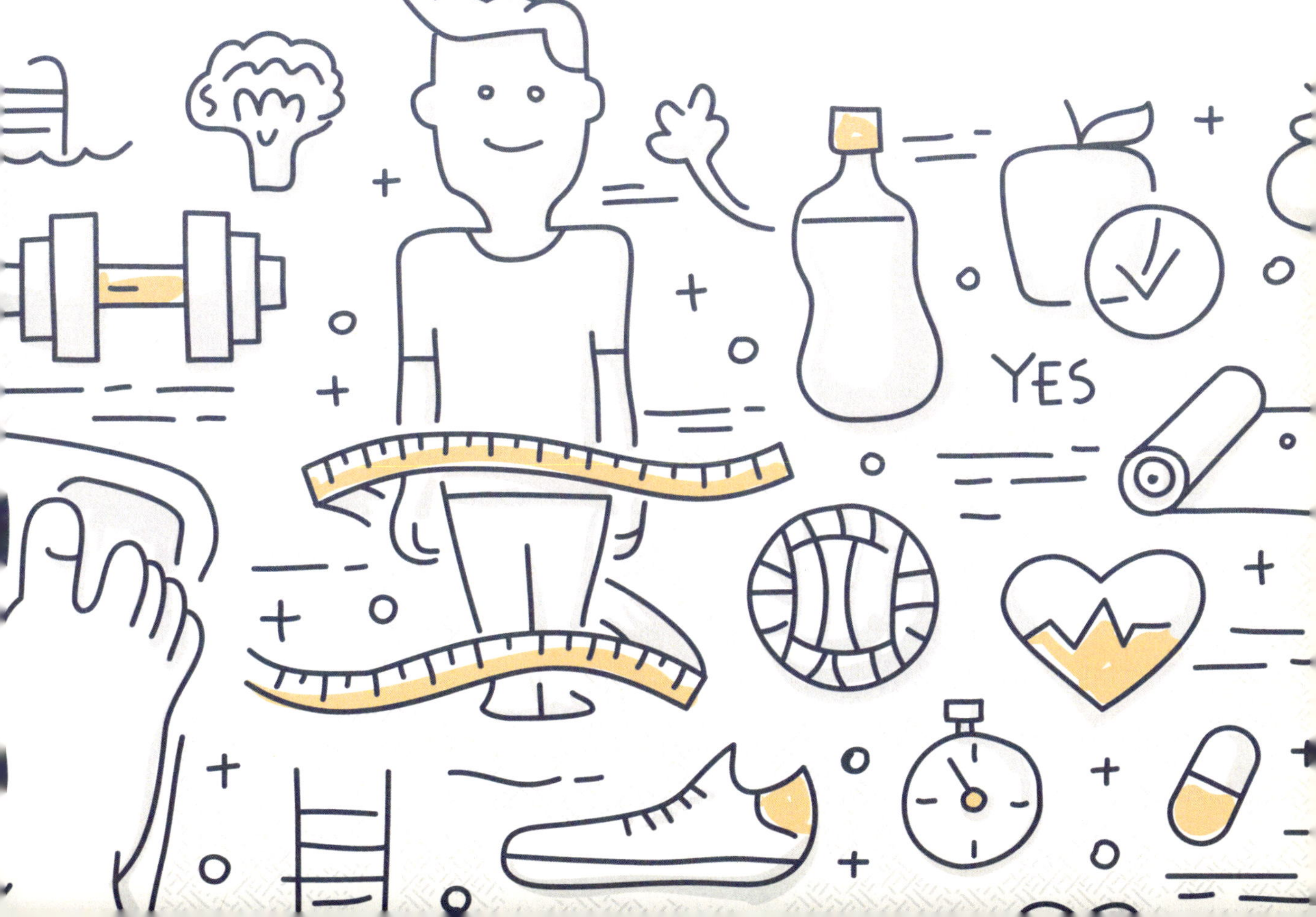

YES

오늘은 더 가볍게

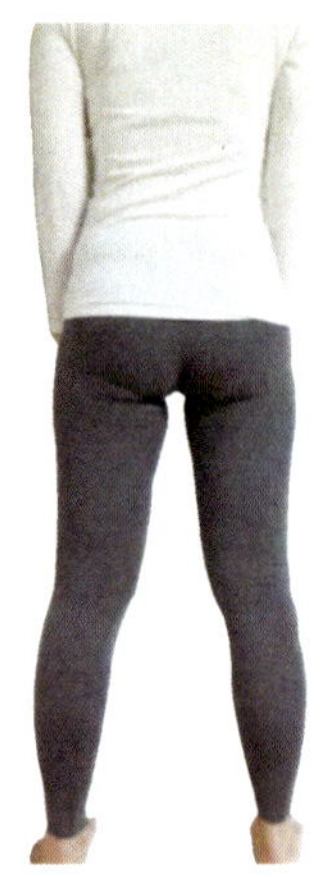

11일째, 얼굴에 각질이 많이 생긴다. 수분이 더 필요한 것 같다. 원래 건성이지만, 오늘은 물을 더 신경 써서 마셔야겠다. 확실히 배는 들어간 느낌이지만, 아직 크게 보이진 않는다. 나 스스로는 가벼움이 느껴지지만, 전신거울을 보면 아직 팔, 허벅지 등 시간이 더 필요한 부위들이 보인다. 내 몸이 이제서야 제대로 보인다. 예전엔 가리기에 급급했던 내 몸에 관심이 가고 더 아름다워지고싶다. 매일 내가 완벽한 몸으로 이루어졌을 때를 상상한다. 미래로 잠깐 다녀온 그 순간 너무 행복하다. 벌써 해냈다는 생각이 든다.

큰딸의 식단

아침 겸 점심: 잡곡밥 1/2, 버섯무침 3큰숟가락, 김치 4조각, 겉절이 3조각, 오이냉이무침 1숟가락

저녁: 치즈 샐러드 1인분

Basic Diet Tip

다이어트를 하는 사람들은 종종 다이어트 기간인데 변하지 않고 내 몸에 붙어 있는 살들을 보며 불쾌함을 느낀다. 그렇다면 살은 더 나에게 붙어 있을 것이다. 지금 있는 살은 규칙만 지킨다면 나에게서 멀어진다고 생각하고 내가 원하는 완벽한 몸매에 집중하자.

아빠의 식단

아침: 사과 1개, 파프리카 1개, 표고버섯 1개, 방울토마토 5개, 삶은 달걀 1개, 고구마 1개, 당근 1/2, 오이 1/2, 봄동 5장, 느타리버섯 2큰숟가락

점심: 고구마 주먹 1개, 사과 1/2, 옥수수 1/2, 파프리카 1/2, 당근 1/3, 삶은 달걀 2개, 오이 1/2, 방울토마토 4개, 브로콜리 3조각

저녁: 돌미역 3큰숟가락, 버섯 2큰숟가락, 도라지 3조각, 콜라비 1/3, 블루베리 3큰숟가락, 발사믹소스 1숟가락

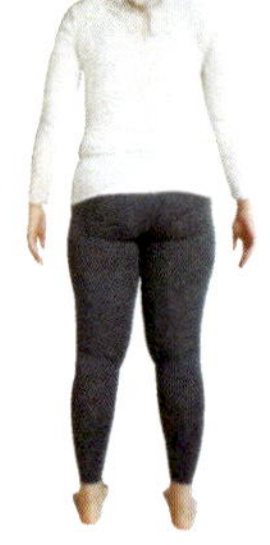

막내의 식단

아침: 잡곡밥 1/2, 방울토마토 10개, 단호박 1/2, 김치 4조각

점심: 고구마 주먹 1개, 삶은 달걀 1개

저녁: 단백질 셰이크 500㎖

실전 문제 STEP 11

식단		
아침	점심	저녁

운동	수면 시간	물 섭취량(각 500㎖)

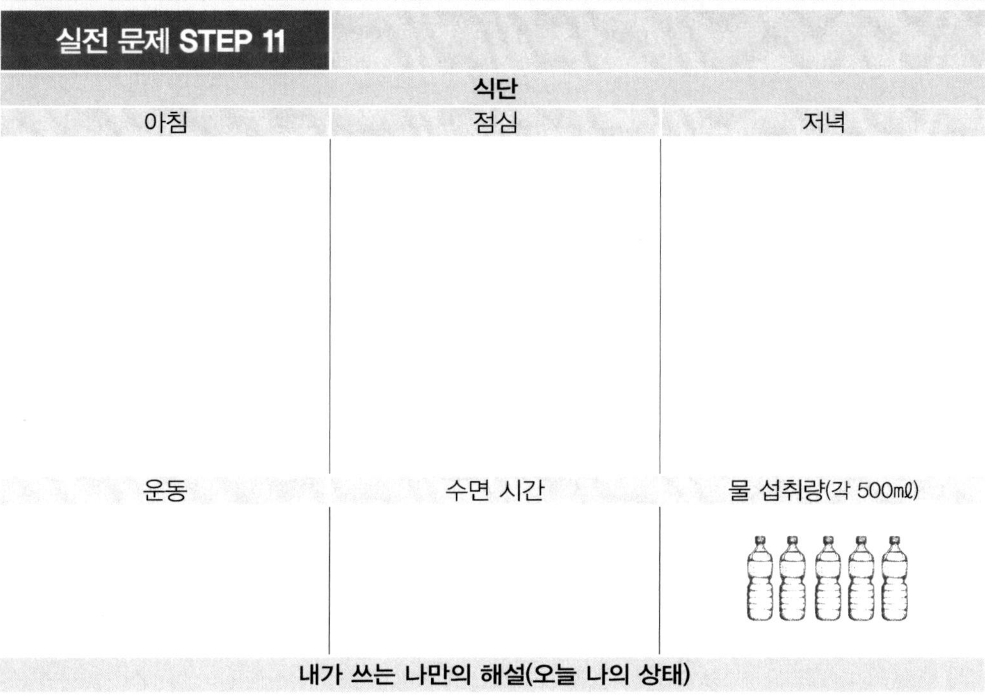

내가 쓰는 나만의 해설(오늘 나의 상태)

오늘 감사한 일과 내일을 위한 다짐

최선을 다해
내 삶을 만들어 가기

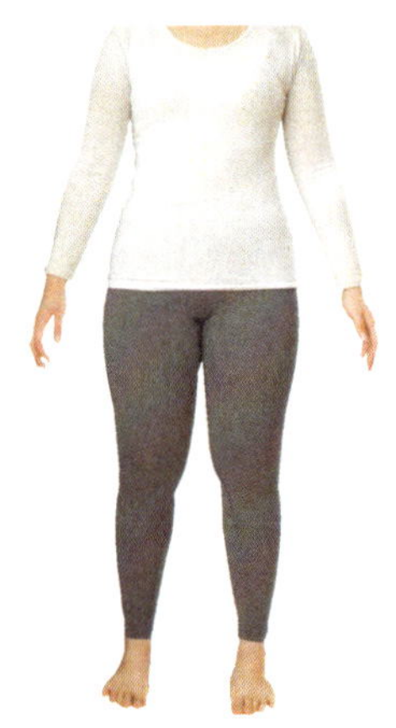

나는 대학교에 다니면서 주말엔 아르바이트도 하고 있다. 고등학교는 문과 출신인데 대학은 이과인 간호학과에 진학했다. 후회하지 않는다. 그러나 공부는 정말 힘들고 어렵다. 수업에, 스터디 모임, 주말에는 8시간씩 아르바이트, 거기에 다이어트까지! 입천장에 4개의 수포가 생겼다. 영양제 섭취를 하니 거짓말처럼 수포가 사라졌다. 적절한 영양소를 고루 섭취할 수 없는 상황과 스트레스 상황이라면, 꼭 영양제를 통해 몸에게 지금이 너무 무리한 상황이 아니라고 이야기해 줄 필요가 있다.

막내의 식단

아침: 잡곡밥 1숟가락, 순대 3조각, 김치찌개 1숟가락, 오렌지 1개
점심: 파프리카 1개, 고구마 주먹 1개
저녁: 단백질 셰이크 500㎖

Basic Diet Tip

아무리 채소를 많이 먹는다고 하더라도 다이어트 기간엔 양 자체가 줄어들기 때문에 부족한 영양소가 있을 수 있다. 부족한 영양소를 고루 채워줄 수 있는 검증된 보조제 섭취가 필수적이다. 다이어트 기간 동안에 입에 혓바늘 하나 나지 않고 감량할 수 있었던 이유는 종합 영양제의 역할이 컸다.

아빠의 식단

아침: 고구마 주먹 1개, 닭가슴살 한쪽, 바나나 1개, 감 1개, 사과 1/2, 키위 1개, 생미역 3큰숟가락, 블루베리 15알, 도라지 3조각, 토마토 4개, 발사믹소스 1숟가락
점심: 고구마 주먹 1개, 방울토마토 6개, 옥수수 1/3, 닭가슴살 한쪽, 미역 2큰숟가락, 사과 1/2, 바나나 1개, 발사믹소스 1숟가락
저녁: 닭가슴살 한쪽, 숙주나물 2큰숟가락, 고구마 주먹 1개, 상추 7장, 방울토마토 5개, 발사믹소스 1숟가락

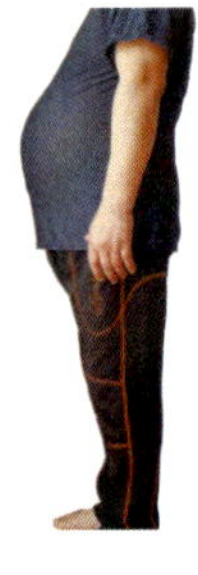

큰딸의 식단

아침 겸 점심: 잡곡밥 1/3, 쌈 채소 충분히, 삶은 돼지고기 4조각, 양배추 1/10, 오렌지 1개,
저녁: 닭가슴살 샐러드 1인분

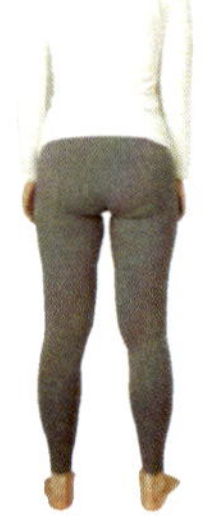

식단		
아침	점심	저녁

운동	수면 시간	물 섭취량(각 500㎖)

내가 쓰는 나만의 해설(오늘 나의 상태)

오늘 감사한 일과 내일을 위한 다짐

기본 원칙을 지키는 문제풀이 시작

중간 점검이 필요할 때!

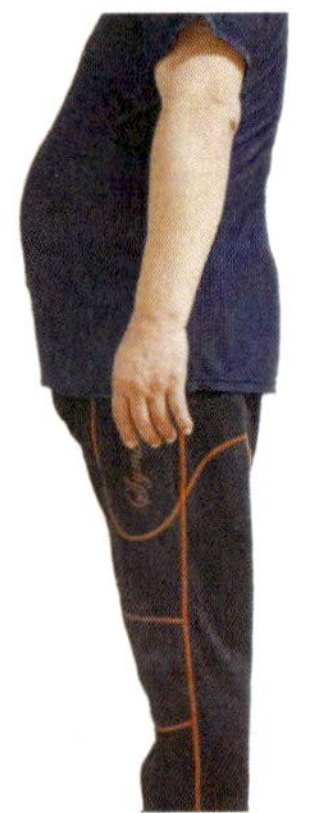

오늘은 가족끼리 지금까지의 다이어트 상황을 함께 이야기 나누었다. 다이어트 일기는 잘 쓰고 있는지, 현재 얼마나 감량했는지 사진을 함께 보면서 이야기했다. 모두 건강하게 잘 감량 중이다. 이전에 써 놓은 내용들과 사진을 보니 그때 느꼈던 몸 상태, 느낌 등이 생각난다. 지금까지 잘 견뎌 왔다. 끝까지 기록으로 남겨 더 많은 사람들이 도움을 받을 수 있도록 하자는 우리 가족의 취지를 살릴 것이다. 기록으로 먹은 것과 생각한 것을 남겨 두는게 필요하다. 그래야 앞으로 남은 기간 동안 더 힘을 낼 수 있다.

아빠의 식단

아침: 닭가슴살 한쪽, 방울토마토 10개, 사과 1/2, 키위 1개, 오렌지1/2, 고구마 주먹 1개, 바나나 1개, 상추 7장

점심: 삶은 달걀 2개, 숙주나물 3큰숟가락, 사과 1/2, 고구마 주먹 1개, 방울토마토 10개, 상추 8장, 발사믹소스 1숟가락

저녁: 문어숙회 5큰숟가락, 봄동 8장

Basic Diet Tip

다이어트 기간엔 약간의 어지러움이 있을 수 있다. 체지방이 빠지고 있는 신호이니 너무 과민하지 말 것! 그러나 만약 쓰러질 것 같고, 구토가 나올 것 같다면 다이어트를 잠깐 멈추고 규칙에 맞게 체중 감량을 하고 있는지 점검이 필요하다. 먹는 양을 너무 줄이진 않았는가?

큰딸의 식단

아침 겸 점심: 생낙지 2숟가락, 연포탕 낙지 2숟가락, 밥 1숟가락, 매생이국 1그릇, 두부 1큰숟가락, 각종 반찬 1숟가락,

저녁: 고구마 주먹 1개, 단백질 셰이크 500㎖

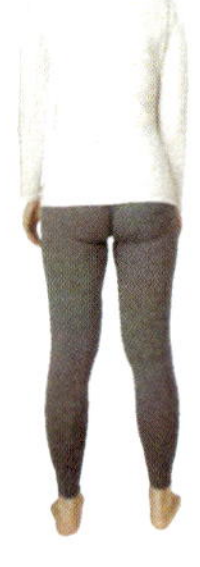

막내의 식단

아침 겸 점심: 잡곡밥 1/2, 김치찌개 3숟가락, 닭가슴살 한쪽, 딸기 10개, 배 1/3, 쌈 채소, 삶은 달걀 1개

저녁: 단백질 셰이크 500㎖, 방울토마토 9개

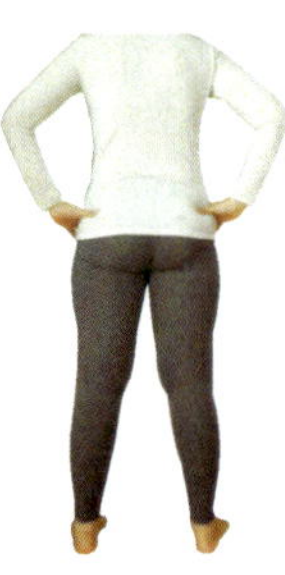

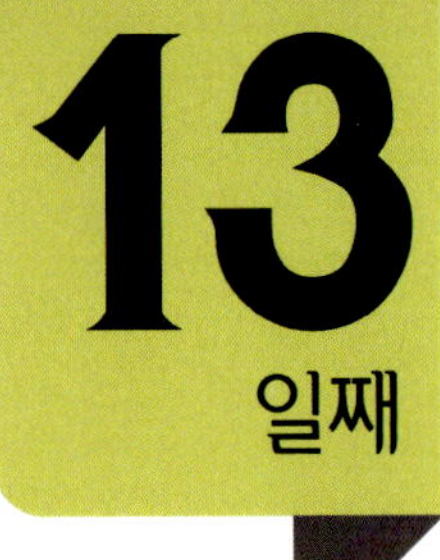

식단		
아침	점심	저녁

운동	수면 시간	물 섭취량(각 500㎖)

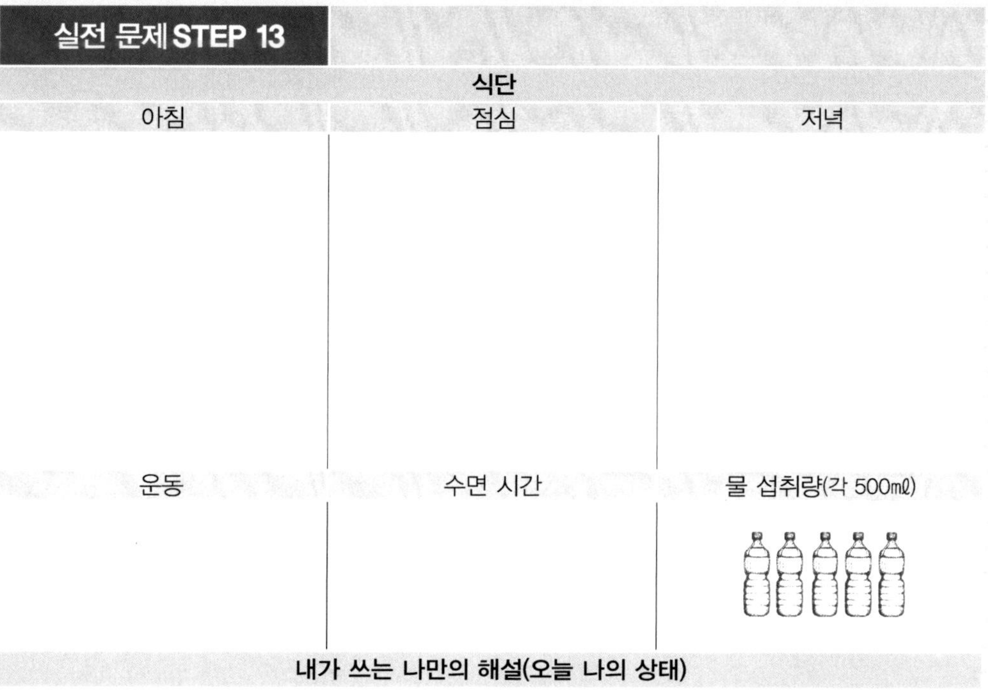

내가 쓰는 나만의 해설(오늘 나의 상태)

오늘 감사한 일과 내일을 위한 다짐

FUN DIET!

2주째, 몸무게가 확실히 빠지고 있다. 몸무게만 빠지는 것이 아니라 인바디를 통해 확인했을 때 근육량은 그대로 있고 체지방은 줄어들고 있다. 실제 내 지방이 빠지고 있는 것이다. 약간의 근육운동과 일상생활을 그대로 유지하며 단백질 위주의 식이요법이 빛을 발휘하고 있다는 생각이 든다. 다이어트가 처음으로 재미있어졌다. 내가 원하는 대로 내 몸이 움직여 준다는 것이 즐겁다. 오늘 같이 일하는 동료가 취미가 뭐냐는 질문을 했다. 나도 모르게 다이어트라고 대답했다. 비로소 14일째, 다이어트는 내 취미이자 최고의 재미가 된 것이다.

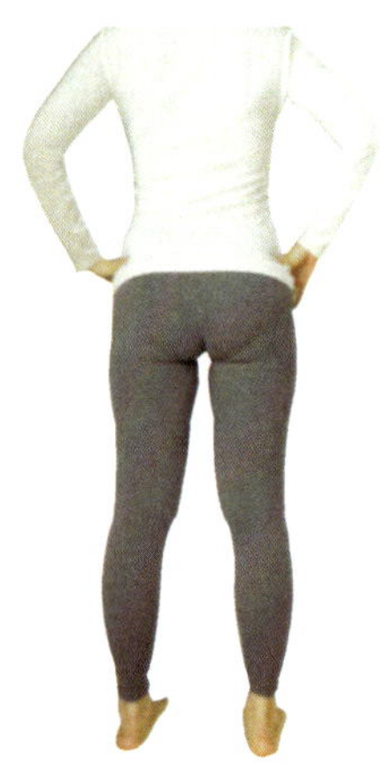

큰딸의 식단

아침 겸 점심: 잡곡밥 1/3, 김치찌개(건더기만) 3숟가락, 순대 4조각, 곱창 3개, 양상추 1주먹, 배 1/6, 오렌지 1/2, 참외 2/3, 파프리카 1/2, 삶은 달걀 1개

저녁: 고구마 주먹 1/2, 파프리카 1/2, 단백질 셰이크 500㎖

Basic Diet Tip

무작정 먹기보단 오늘 먹을 양을 정하고 먹어 보자. 그렇다면 이 양으로 포만감과 즐거움을 느낄 수 있는 방법을 찾게 된다. 추천하는 방법은 천천히 먹는 방법이다. 그렇다면 포만감 또한 이전과 비해 다르지 않게 느껴지면서도 칼로리는 낮게, 영양소는 풍부하게 섭취할 수 있다.

아빠의 식단

아참: 방울토마토 8개, 사과 1개, 키위 1개, 고구마 주먹 1개, 쌈 채소 충분히

점심: 삶은 달걀 2개, 키위 1개, 사과1/2, 고구마 주먹 1/2, 방울토마토 12개, 쌈 채소 8장, 발사믹소스 1숟가락

저녁: 닭가슴살 한쪽, 방울토마토 8개, 느타리버섯 2큰숟가락, 쌈 채소 10장, 발사믹소스 1숟가락

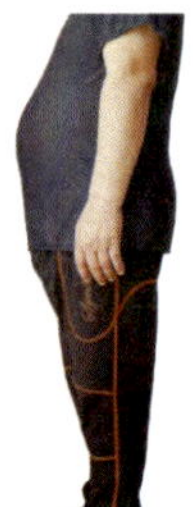

막내의 식단

아침 겸 점심: 잡곡밥 1/2, 숙주나물 2숟가락, 버섯무침 3숟가락

저녁: 단백질 셰이크 500㎖

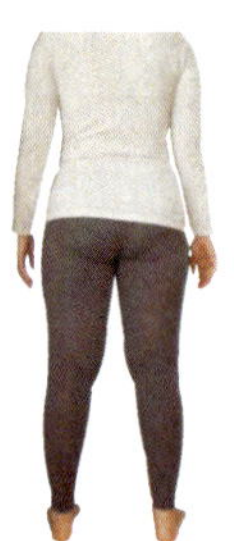

실전 문제 STEP 14

식단		
아침	점심	저녁

운동	수면 시간	물 섭취량(각 500㎖)

내가 쓰는 나만의 해설(오늘 나의 상태)

오늘 감사한 일과 내일을 위한 다짐

칼로리 소모를 높이자!

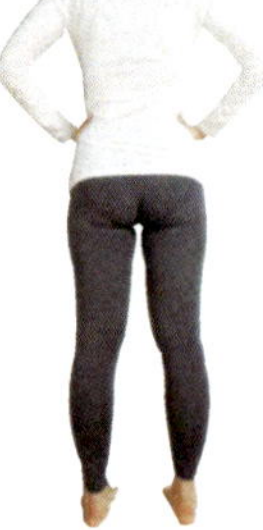

오늘 내 상태가 아주 좋다. 날아다닌다. 피곤함도 훨씬 덜하다. 건강함이 느껴진다. 약간의 현기증도 사라졌다. 이러다가 보디빌딩대회에도 나갈 수 있을 것 같다. 공부도 무리 없이 잘 해내고 있다. 옆에 다량의 초콜릿과 젤리를 끼고 공부해서 받은 장학금, 이번엔 다이어트를 하면서 공부했지만, 또 받을 수 있을 것 같다. 2주가 지나니 생각보다 전혀 힘들지 않고 재미있다. 많은 사람들이 바빠서, 스트레스 받아서 다이어트를 못한다고 한다. 다이어트는 습관이 되어야 하는 것 같다. 식이조절이 익숙해지니 이렇게 조금씩 칼로리 소모도 시도하고 있다. 기분 좋은 하루다.

해설

막내의 식단

아침: 잡곡밥 1숟가락, 수육 2숟가락, 콜라비 1/6, 키위 1개, 배 1/2, 오이 1/2
점심: 삶은 낙지 3숟가락, 배추김치 3조각, 브로콜리 큰 거 1개
저녁: 단백질 셰이크 500㎖

Basic Diet Tip

다이어트를 하다 보면 자극적인 맛들이 생각난다. 그럴 때 칼로리가 낮은 고추를 찾게 되는데 다이어트 기간엔 너무 매운 고추는 위장에 무리가 될 수 있다. 고추에 들어 있는 캡사이신은 신진대사를 촉진시켜 주지만 위, 장 그리고 항문에는 좋지 않은 영향을 줄 수 있다. 뭐든 적당히 먹는 게 필요하다.

아빠의 식단

아침: 닭가슴살 한쪽, 피꼬막 10개, 양배추, 쌈 채소 충분히, 방울토마토 8개, 오이1/2, 발사믹소스 1숟가락
점심: 삶은 달걀 1개, 고구마 주먹 1개, 참외 1개
저녁: 보리밥 1/2, 쌈 채소 충분히, 보리된장국(건더기만) 3큰숟가락, 김치찌개 3숟가락, 봄나물무침 2큰숟가락

큰딸의 식단

아침 겸 점심: 잡곡밥 1/3, 멍게, 해삼 3큰숟가락, 쌈 채소 충분히, 김치찌개(건더기만) 2숟가락
저녁: 고구마 주먹 1/2, 닭가슴살 샐러드 1인분

추가 해설

실전 문제 STEP 15

식단

아침	점심	저녁

운동	수면 시간	물 섭취량(각 500㎖)

내가 쓰는 나만의 해설(오늘 나의 상태)

오늘 감사한 일과 내일을 위한 다짐

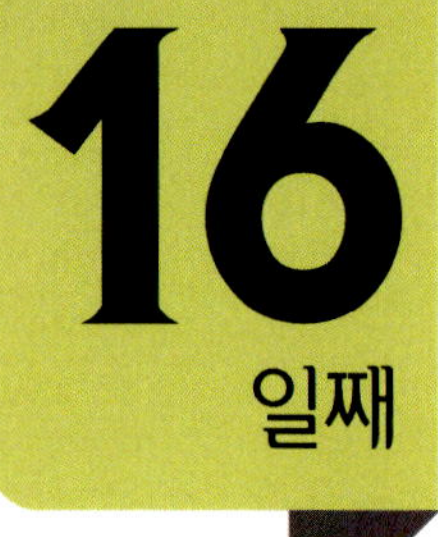

왜 사냐고?
멋진 인생이 기다리고 있으니깐!

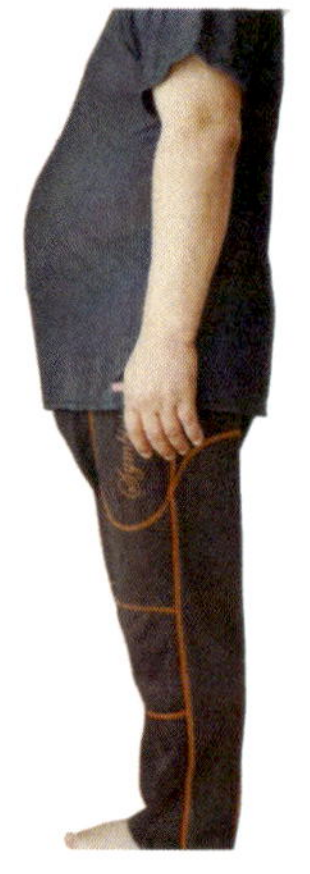

16일 전만 해도 당뇨약에 혈압약을 매일 먹으면서도 오래 살지 못할 것이라는 생각을 했었다. 신경질적이었으며, 부정적인 사고를 가지고 있었다. 매일 감사하고 하루하루 변하는 걸 즐기는 생활을 하다 보니 이전의 내가 어색해졌다. 이 또한 감사하다. 몸뿐 아니라 긍정적으로 변하고 있다는 사실을 느끼게 된 것이 아닌가. 이젠 멋지고 달라진 내 인생을 위해 오래오래 건강하게 살고 싶어졌다. 이 세상 뭐 얼마나 좋은 게 있다고 더 살고 싶나 하는 부정적인 생각에서 이제 멋진 내 인생을 위해 즐기면서 살고 싶은 욕심이 생겼다. 왜 사냐고? 멋진 인생이 기다리고 있으니깐!

아빠의 식단

아침: 삶은 돼지목살 3큰숟가락, 고구마 주먹 1개, 삶은 달걀 1개, 키위 1개, 토마토 5개, 오이 1/2, 당근 1/3.
점심: 공깃밥 1/2, 방울토마토 7개, 배추김치 4조각, 닭볶음 닭다리 1개, 마카로니 1숟가락
저녁: 공깃밥 1/2, 뭇국 7숟가락, 미역무침 2숟가락, 깍두기 4조각, 풋고추 7개

Basic Diet Tip

유산균, 즉 프로바이오틱은 유익균을 장내에 충분히 공급해 준다. 우리 몸의 면역력의 상당 부분을 담당하고 있는 장의 환경을 좋게 만들어 줌으로써 좋은 음식의 올바른 흡수를 돕는 데 큰 역할을 한다.

큰딸의 식단

아침 겸 점심: 두부 1/2, 에그샌드위치 1/2, 오렌지 1개, 키위 1개, 율무밥 1숟가락, 쌈 채소 충분히, 김치 6조각
저녁: 고구마 주먹 1개, 삶은 달걀 1개, 파프리카 1개, 단백질 셰이크 500㎖

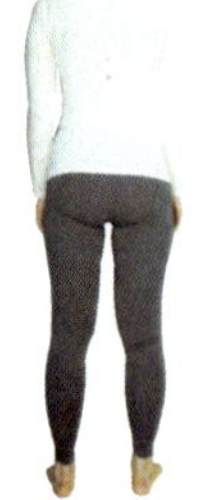

막내의 식단

아침 겸 점심: 닭가슴살 샐러드, 바나나 1개, 쌈 채소 충분히, 치즈 샐러드 1인분,
저녁: 단백질 셰이크 500㎖

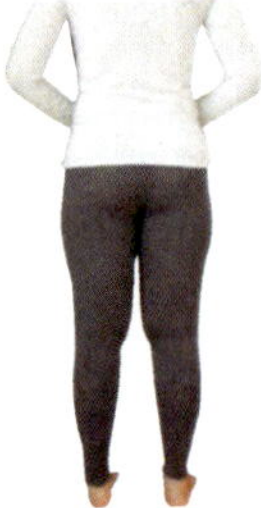

실전 문제 STEP 16

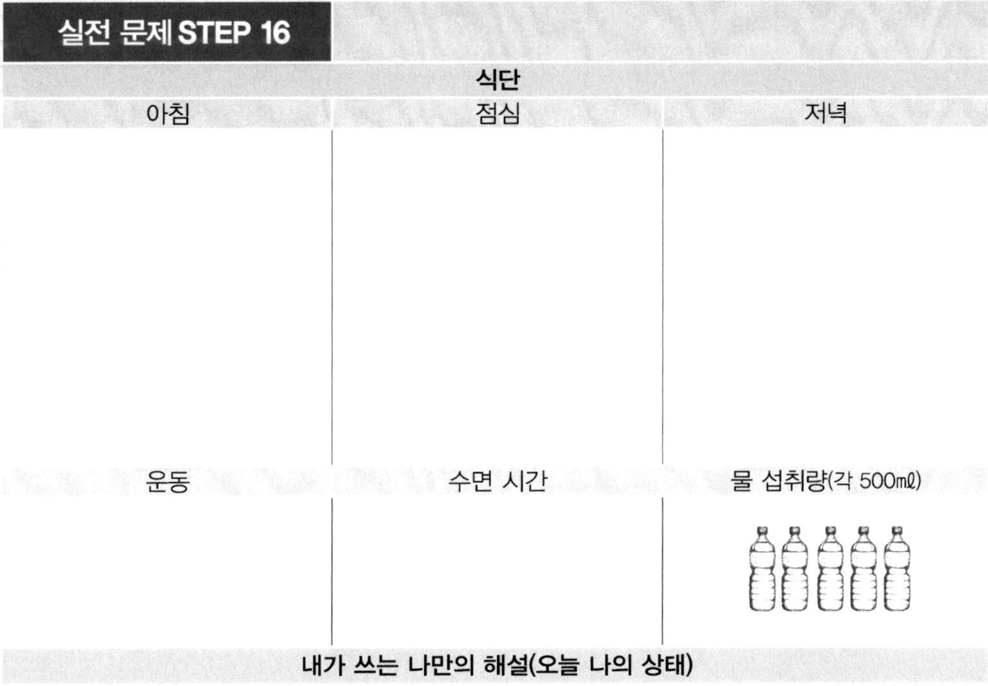

내가 쓰는 나만의 해설(오늘 나의 상태)

오늘 감사한 일과 내일을 위한 다짐

출장길

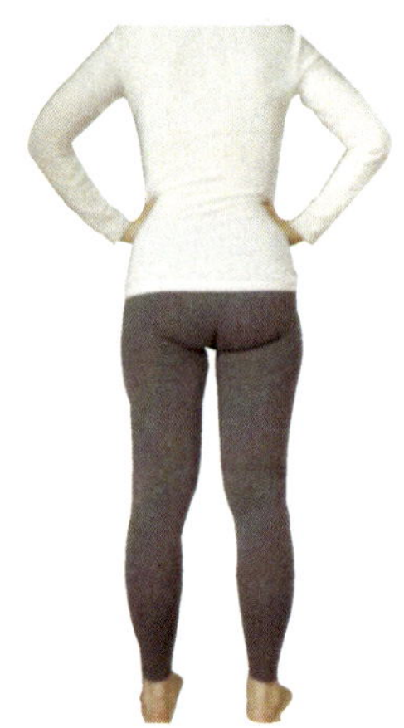

내 일은 출장이 한 달에 한 번 이상은 있는 편이다. 광주가 직장인데 본사는 서울이라 서울로 출장 갈 일이 종종 있다. 출장 갈 땐 왠지 맛있는 음식을 먹어야 새벽에 나온 나에게 보상을 해 주는 것 같아 폭식을 했던 과거가 생각난다. 이번엔 새벽에 일어났지만, 아침을 꼭 챙겨 먹었다. 과식하지 않기 위해서다. 본사에서 제공하는 식사에서도 최대한 채소 위주로 먹으려고 노력했으며 저녁에도 고단백 음식을 적게 먹으려 노력했다. 오늘 잘 버텨 준 나에게 고맙다. 이제 출장길에서도 폭식하지 않고 적당히 나에게 맞는 양을 먹을 수 있을 것 같은 자신감이 생긴다.

큰딸의 식단

아침: 감자 1/2, 상추 5장, 스타벅스 샐러드
점심: 흑미밥 1/2, 쌈 채소 충분히, 버섯 6개, 사골곰탕 4숟가락, 두부 1/3, 김치 3조각
저녁: 떡갈비 1/2, 육회비빔밥 2큰숟가락, 김치 2조각

Basic Diet Tip

몸무게 정체 현상. 다이어트 중 3명 모두 겪은 현상이다. 몸은 항상성이 있어 이전으로 돌아가려는 성질이 있다. 이 정체기엔 먹고 싶은 욕구가 더 많이 든다. 이 구간에 매일매일 일상에 감사하며 꾸준히 다이어트를 실천하면 목표 몸매, 몸무게로 점점 다가가는 것을 느낄 것이다. 당황하지 말고 즐기자!

아빠의 식단

아침: 공깃밥 1/2, 미역국 5숟가락, 삶은 달걀 1개, 소시지 2알, 김치 5조각, 쌈 채소 충분히
점심: 공깃밥 1/2, 청국장 6숟가락, 메밀김치전 2큰숟가락, 고추조림 1/2숟가락, 김치 3조각
저녁: 고구마 2개, 삶은 달걀 1개, 두부 1/2, 당근 1/4, 파프리카 1개

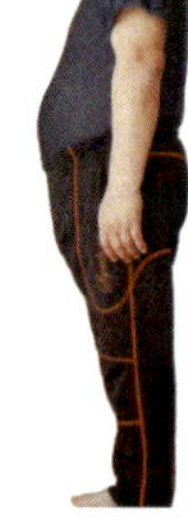

막내의 식단

아침: 잡곡밥 1숟가락, 된장국 6숟가락
점심: 파프리카 1개, 고구마 주먹 1개, 삶은 달걀 1개
저녁: 단백질 셰이크 500㎖

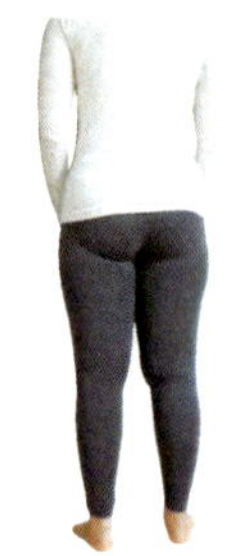

실전 문제 STEP 17

식단		
아침	점심	저녁

운동	수면 시간	물 섭취량(각 500㎖)

내가 쓰는 나만의 해설(오늘 나의 상태)

오늘 감사한 일과 내일을 위한 다짐

기본 원칙을 지키는 문제풀이 시작

토끼보다 거북이가 무서운 법

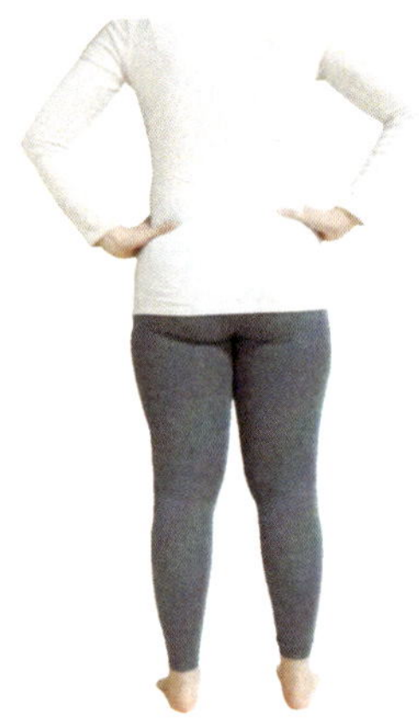

빠르게 몸에 변화를 주기 위해 굶어서 뺐던 지난날이 아깝다. 요요가 와서 더 빠지지 않는 몸으로 변해 버렸던 내가 아쉽다. 그러나 지금이라도 건강하고 천천히 다이어트 하고 있어서 감사하다. 주변 친구들도 점점 날씨가 따뜻해지니 하나둘씩 다이어트를 하고 있다. 어떤 친구는 예전의 나처럼 굶어서 빼는 친구도 있고, 병원에서 지어 준 약을 먹으면서 빼는 친구도 있다. 다들 빨리 빼고 싶은 욕심이 생기나 보다. 친구들에게 내가 하고 있는 다이어트는 거북이지만, 결국 건강하게 성공할 다이어트라고 그 방법을 알려 줬다. 소중한 사람들이 다시는 살이 찌지 않을 자신을 만들어 가도록 도와주고 싶다.

막내의 식단

아침: 잡곡밥 1숟가락, 된장국(건더기만) 2숟가락, 숙주나물 1숟가락
점심: 파프리카 1개, 고구마 주먹 1개, 삶은 달걀 1개
저녁: 오렌지 1개, 단백질 셰이크 500㎖

Basic Diet Tip

팔, 다리는 적당한데 배만 나온 현대인들이 많다. 이는 스트레스 때문이다. 그것도 급성 스트레스보단 만성 스트레스가 주원인이다. 만성 스트레스로 인해 먹는 것으로 스트레스를 풀기 때문에, 신진대사율이 떨어져 있어 먹었던 것들이 복부에 저장되어 올챙이 배의 원인이 된다.

아빠의 식단

아침: 두부 1/4, 고구마 주먹 1개, 삶은 달걀 1개, 방울토마토 10개, 양배추 1/10, 파프리카 1개, 상추 5장
점심: 고구마 주먹 1개, 두부 1/4, 파프리카 1개, 키위 1개, 삶은 달걀 1개, 딸기 6개, 방울토마토 7개, 양배추 1/10
저녁: 삶은 돼지고기 4큰숟가락, 고구마 주먹 1개, 삶은 달걀 1개, 방울토마토 12개, 양배추 1주먹

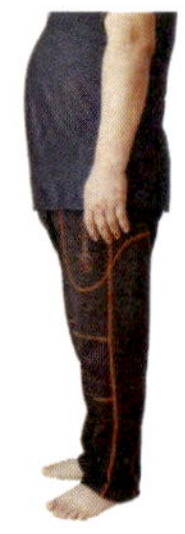

큰딸의 식단

아침 겸 점심: 잡곡밥 1/3, 쌈 채소 충분히, 오렌지 1개, 소고기 2숟가락, 버섯무침 2큰숟가락, 숙주나물 1숟가락
저녁: 고구마 주먹 1/2, 방울토마토 6개, 파프리카 1개, 단백질 셰이크 500㎖

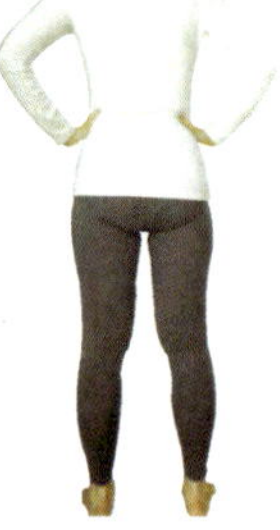

실전 문제 STEP 18

식단

아침	점심	저녁

운동	수면 시간	물 섭취량(각 500㎖)

내가 쓰는 나만의 해설(오늘 나의 상태)

오늘 감사한 일과 내일을 위한 다짐

여보! 사랑합니다

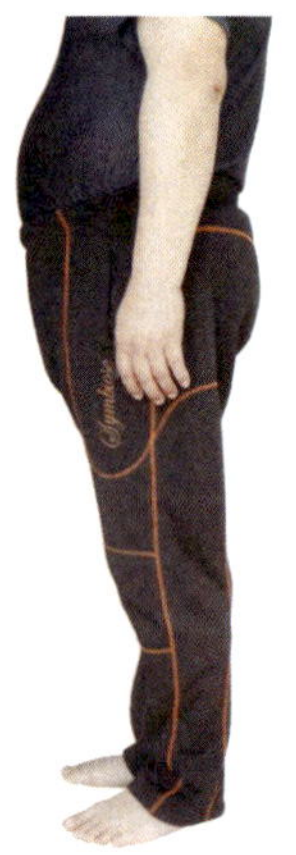

문득 매일 두 딸과 나를 위해 건강식으로 준비해 주는 아내가 고마워졌다. 두 딸과 내가 건강하게 변하는 모습에 아내가 가장 기뻐한다. 묵묵히 그에 맞는 식단도 마련해 주고 믿어 준다. 내 주변에 나를 믿어 주는 내 편 하나만 있어도 성공한 인생이라는데 나는 이미 성공한 인생인 것 같다. 여기에 덤으로 예전과 같은 멋진 몸으로 돌아간다면 세상 부러울 것이 없겠다. 지금 체중이 줄어들진 않고 그대로이다. 이 정체 구간이 있어야 건강하게 빠지고 있다는 것이니 조급해하지 않고 있다. 내 몸을 믿고 기다리며 계속, 계속 꾸준히 하겠다.

아빠의 식단

아침: 바나나 1개, 방울토마토 10개, 삶은 달걀 1개, 키위 1개, 고구마 주먹 1개, 상추 6조각
점심: 현미밥 1/2, 낙지전골, 쌈 채소 충분히, 도라지 5조각
저녁: 현미밥 1/2, 낙지전골, 쌈 채소, 도라지 6조각, 불김치 3조각

Basic Diet Tip

다이어트를 하게 되면 이전에 받았던 스트레스는 배가 된다. 그렇기 때문에 많은 사람들이 식욕을 이기지 못하고 다이어트에 실패하는 것이다. 암 치료율보다 낮은 다이어트 성공률을 봐도 알 수 있다. 바로 이 스트레스 관리의 첫 번째는 함께하는 사람들끼리의 격려다.

큰딸의 식단

아침 겸 점심: 낙지 1마리, 공깃밥 1/2, 소고기 2숟가락, 김치 1조각
저녁: 낙지 1마리, 공깃밥 1/2, 김치 4조각

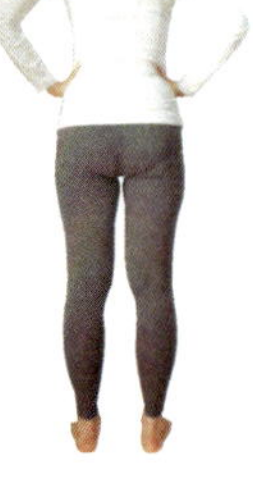

막내의 식단

아침: 잡곡밥 1숟가락, 김치찌개 2숟가락, 사과 1/2
점심: 고구마 주먹 1개, 삶은 달걀 1개
저녁: 미역 3숟가락, 삶은 돼지고기 1숟가락, 단백질 셰이크 500㎖

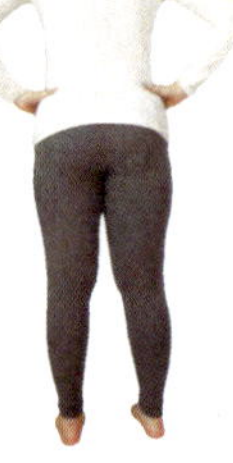

식단		
아침	점심	저녁

운동	수면 시간	물 섭취량(각 500㎖)

내가 쓰는 나만의 해설(오늘 나의 상태)

오늘 감사한 일과 내일을 위한 다짐

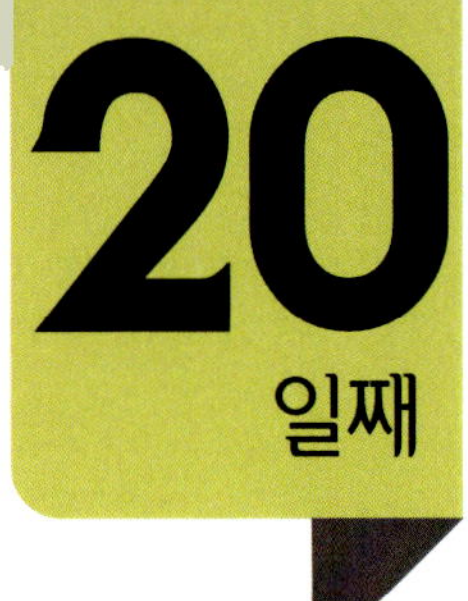

함께하니 더 멀리 갈 수 있다

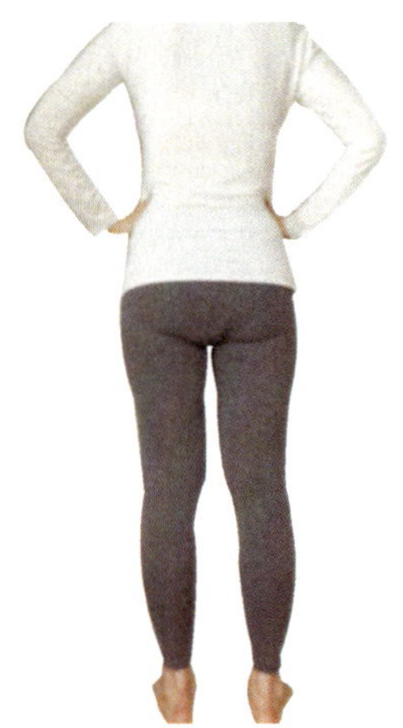

오늘은 몸과 지방과 뼈가 분리될 것 같이 살이 물렁물렁하게 느껴진다. 지방 크기도 줄어들고 있는 느낌이 든다. 얼굴에 뾰루지가 나기 시작했다. 약간 간지럽기도 하다. 체질이 변해 가는 중이다. 이전에 있었던 변비도 없다. 내 상태를 가족과 공유했다. 다이어트로 인한 내 몸 상태뿐 아니라 오늘 있었던 일들을 같이 이야기 나누면서 하하 호호 웃는 게 행복하다. 20일 정도까지 왔다는 게 믿어지지 않을 정도로 시간이 빠르게 지나갔다. 절반 왔다. 20일 후엔 얼마나 더 행복해져 있을지 기대된다.

큰딸의 식단

아침 겸 점심: 양상추 3주먹, 소고기 3큰숟가락, 요거트
저녁: 곰탕(고기만), 공깃밥 2숟가락, 양파 1/2, 김치 5조각, 오렌지 1개, 배 1/3, 젤리(90칼로리) 1개

Basic Diet Tip

함께 격려하고 잘하고 있다는 메시지를 서로서로에게 주는 것뿐 아니라 스트레스 관리를 위해 음악을 이용하길 추천한다. 음악의 장르와 상관없이 좋아하는 음악을 단 10분이라도 여유를 갖고 편안한 자세로 들으면 꽤 크게 스트레스 해소가 되는 걸 느낄 수 있다.

아빠의 식단

아침: 삶은 달걀 2개, 고구마 주먹 1개, 방울토마토 4개, 사과 1/2, 오렌지 1개, 쑥갓 2숟가락
점심: 고구마 주먹 1개, 곤약김밥(손가락 크기) 4개, 사과 1개, 토마토주스 300㎖, 해물찜(해물만) 약 5숟가락
저녁: 추어탕 1인분, 쌈 채소 충분히

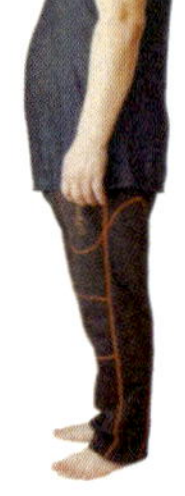

막내의 식단

아침: 잡곡밥 2숟가락, 김치찌개 3숟가락
점심: 단백질 셰이크 500㎖, 파프리카 1개
저녁: 오렌지 1개, 포도 1송이, 딸기 10개

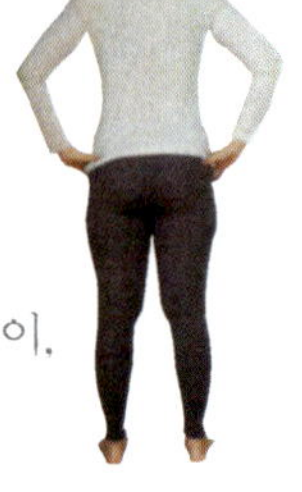

실전 문제|STEP 20

식단		
아침	점심	저녁

운동	수면 시간	물 섭취량(각 500㎖)

내가 쓰는 나만의 해설(오늘 나의 상태)

오늘 감사한 일과 내일을 위한 다짐

기본 원칙을 지키는 문제풀이 시작

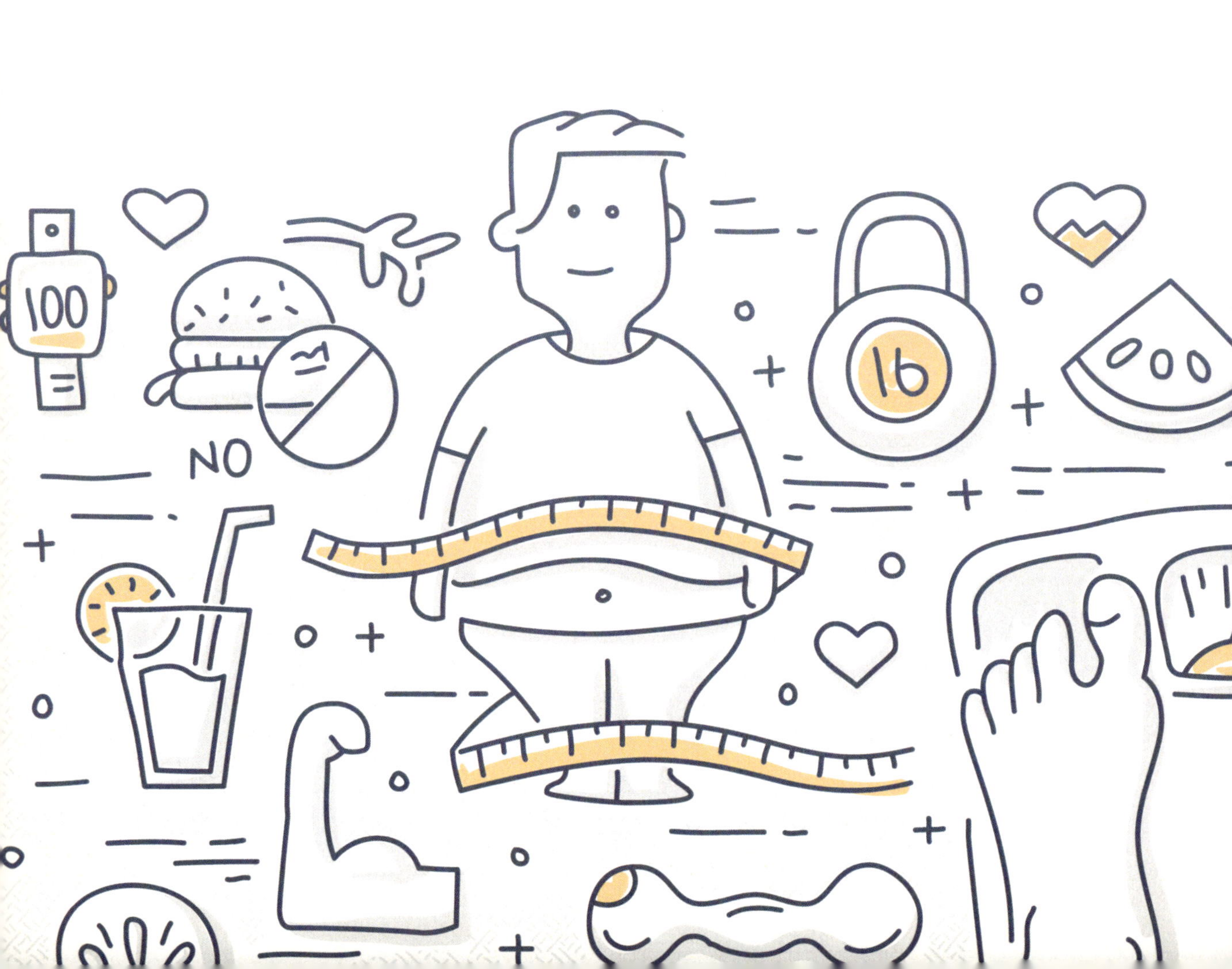
100
NO
lb

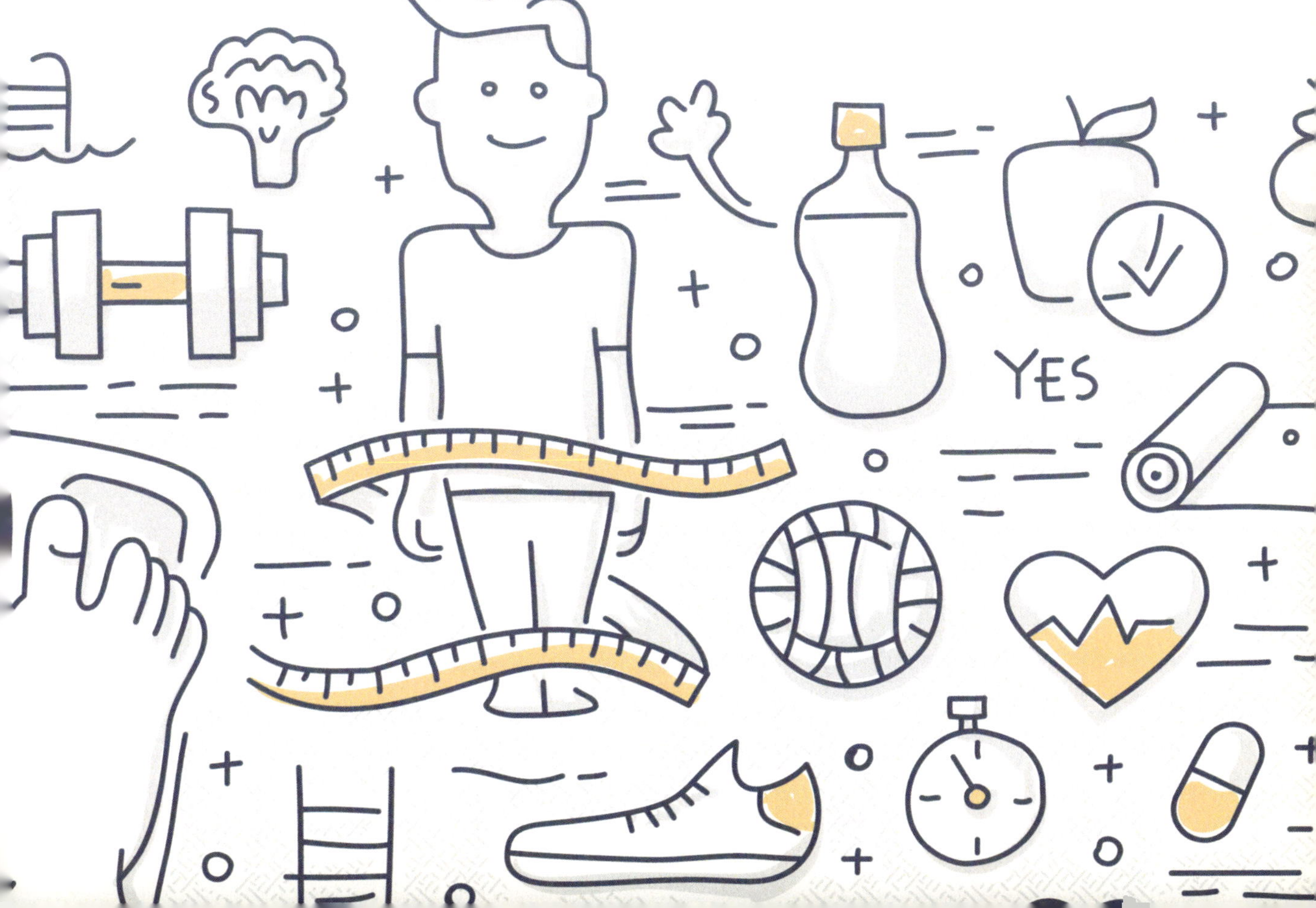
YES

오늘은 쇼핑하는 날!

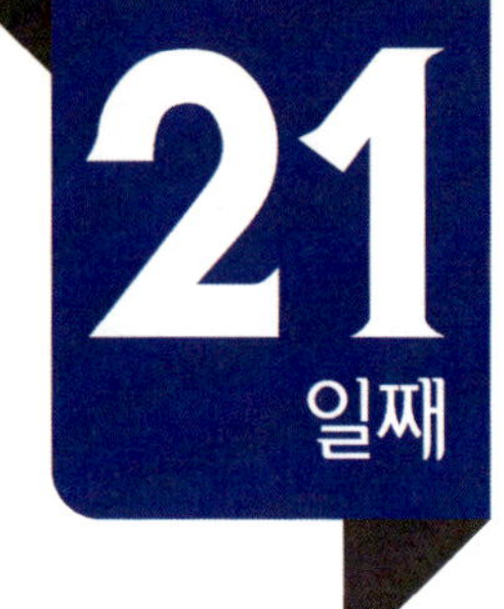

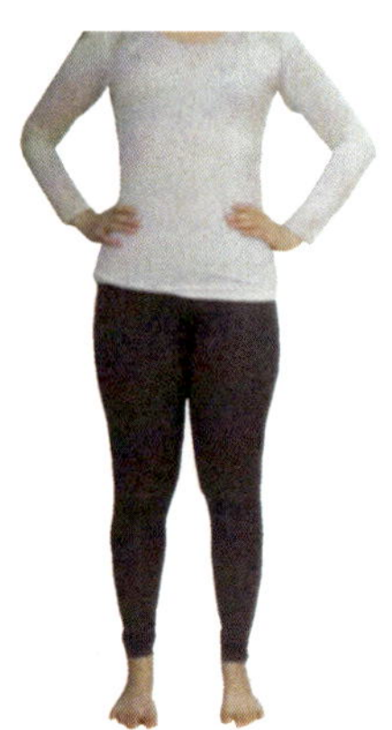

잠을 푹 자서 상쾌한 날이다. 오늘은 예전부터 계획했던 옷 쇼핑하는 날이다. 조금 더 완벽한 몸매 후에 살까 했으나 달라진 내 몸을 보니 참을 수 없었다. 바지를 입어 보는데 아직 바지를 입을 만큼의 하체는 만들어지지 않았다. 아쉬웠지만 많이 날씬해진 내 상체에 맞는 셔츠를 샀다. 친구들도 예쁘다고 칭찬해 주니 기분이 좋다. 어제까지만 해도 많이 피곤해서 식욕 때문에 조금 힘들었는데 잠을 많이 자고 나니 훨씬 좋아졌다. 역시 다이어트와 식욕은 상관관계가 있는 게 분명하다. 만약 먹고 싶은 욕구가 많이 든다면 먹는 것 대신에 휴식이나 잠을 선택하는 게 현명하다.

막내의 식단

아침: 잡곡밥 1공기, 소시지 2조각, 감자 1개
점심: 파프리카 1개, 방울토마토 10개, 단백질 셰이크 500㎖
저녁: 낙지 1마리, 미나리 2숟가락, 고구마 주먹 1개, 상추 4장

Basic Diet Tip

근력운동은 필수다. 이 책엔 식단 위주로 적혀 있지만, 식이조절이 익숙해진 21일 이후론 약간의 근력운동을 병행했다. 일상생활에 무리가 없도록 계단 오르기, 덤벨 10개씩 3세트 하기 등 일상생활에서 가볍게 할 수 있는 근력운동을 하루에 15분씩 꾸준히 해 주었다.

아빠의 식단

아침: 고구마 주먹 1개, 사과 1개, 오렌지 1개, 삶은 달걀 1개, 토마토주스 300㎖
점심: 두부 1/2, 닭가슴살 한쪽, 미역국(미역만) 3숟가락, 쌈 채소 충분히, 오렌지 1개
저녁: 단호박 1/3, 닭가슴살 한쪽, 고구마 주먹 1개, 삶은 달걀 1개, 오렌지 1/2

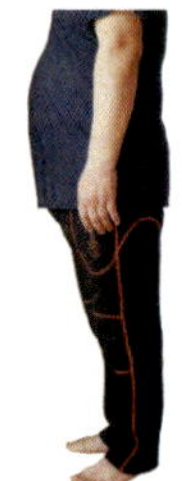

큰딸의 식단

아침 겸 점심: 잡곡밥 1큰숟가락, 고구마 주먹 1개, 생선 1/2, 사과 1/4,
저녁: 고구마 주먹 1개, 양상추 1주먹, 사과 1/2, 단백질 셰이크 500㎖

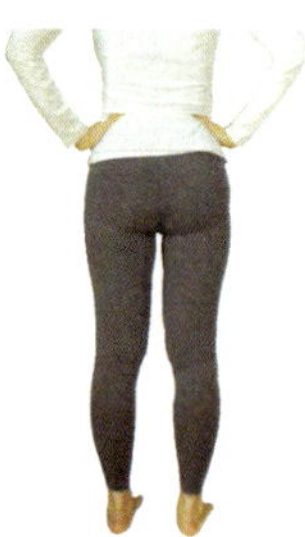
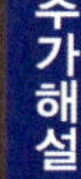

식단		
아침	점심	저녁

운동	수면 시간	물 섭취량(각 500㎖)
		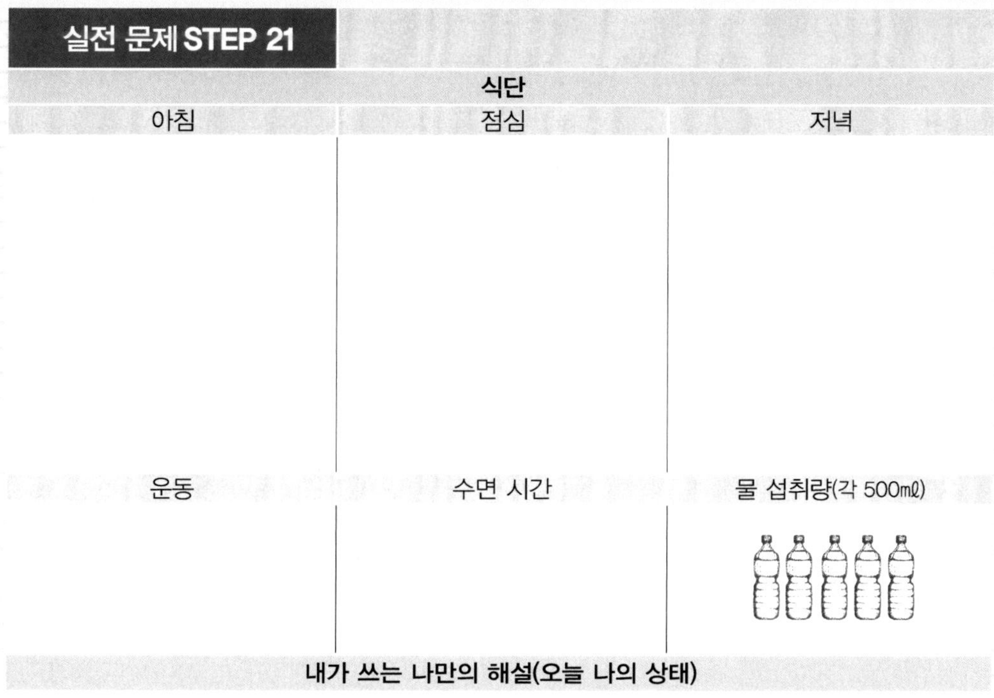

내가 쓰는 나만의 해설(오늘 나의 상태)

오늘 감사한 일과 내일을 위한 다짐

기본 원칙을 지키는 문제풀이 시작

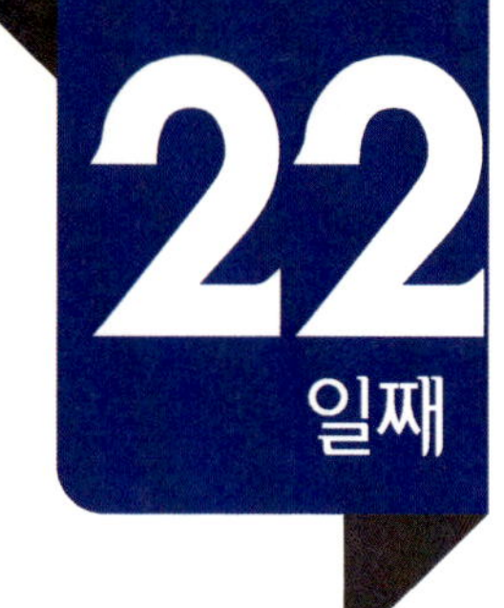

사람들을 만나라

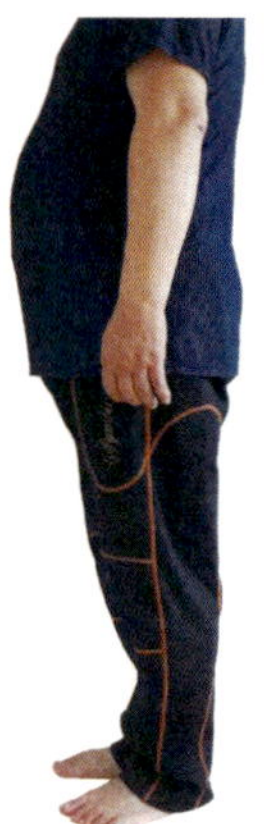

아침부터 날씨가 찌뿌듯하다. 뭔가 우중충하다. 내 마음도 우중충해지려고 하길래 지인들을 만났다. 전에 근무했던 곳에 갔다. 근무하던 동료들이 나를 보며 몰라 보게 살이 빠졌다고 칭찬해 준다. 날씨처럼 우중충했던 내 마음이 갑자기 해가 쨍쨍 비추듯이 즐거워졌다. 칭찬은 고래도 춤추게 한다는데 이 나이에 칭찬이 너무 좋다. 조금이지만 달라진 내 모습을 가지고 당당히 사람들을 만나라. 그리고 그 사람들에게 달라진 나를 소개하라! 훨씬 기분 좋아지고, 잘하고 있다는 확신이 든다.

아빠의 식단

아침: 숙주나물 3큰숟가락, 고구마 주먹 1개, 삶은 달걀 1개, 두부 1/4, 사과 1개, 토마토주스 300㎖
점심: 삶은 달걀 1개, 콩나물국밥(콩나물만) 3큰숟가락, 공깃밥 1/2
저녁: 두부 1/4, 고구마 주먹 1개, 닭볶음 2덩어리, 사과 1/2, 양상추 2주먹, 발사믹소스 1숟가락

Basic Diet Tip

체중 감량이 끝나는 40일 이후엔 10일 쉬고, 본격적으로 근력운동을 하길 바란다. 근력운동을 하면 몸매를 탄탄하게 고정시켜 준다고 생각하면 좋다. 예전과 같이 일반적으로 먹어도 다시 예전으로 돌아가지 않는 몸매를 원하는가? 정답은 근력운동이다.

큰딸의 식단

아침 겸 점심: 잡곡밥 1큰숟가락, 쌈 채소 충분히, 삶은 돼지고기 2숟가락, 파김치 2숟가락, 삶은 달걀 1개, 오렌지 1개, 키위 1개
저녁: 고구마 주먹 1개, 꼬막 15개, 두부김치(두부만) 4개, 단백질 셰이크 500㎖

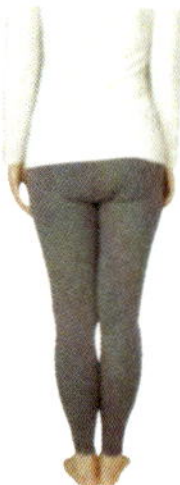

막내의 식단

아침 겸 점심: 잡곡밥 1/2, 닭볶음탕 4조각, 김치 3조각
저녁: 단백질 셰이크 500㎖

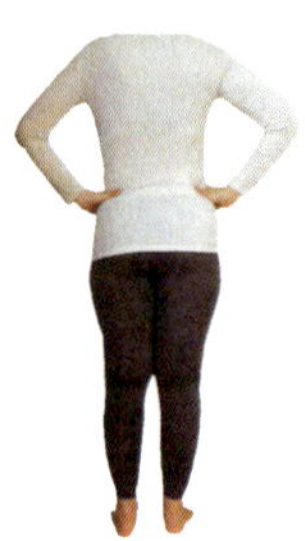
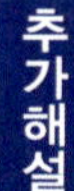

실전 문제 STEP 22

식단		
아침	점심	저녁

운동	수면 시간	물 섭취량(각 500㎖)

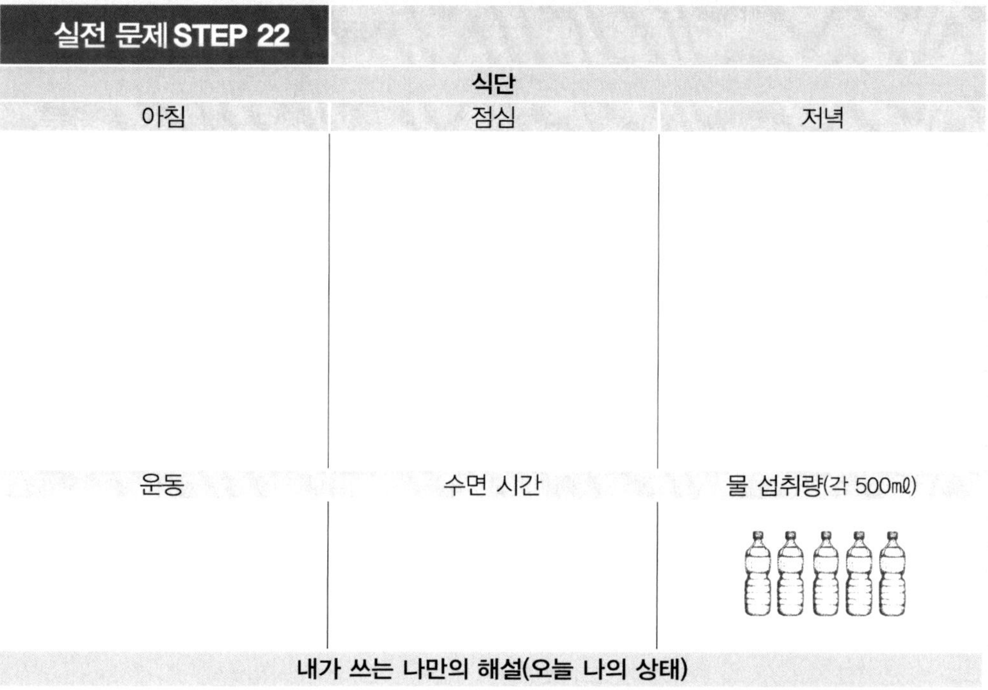

내가 쓰는 나만의 해설(오늘 나의 상태)

오늘 감사한 일과 내일을 위한 다짐

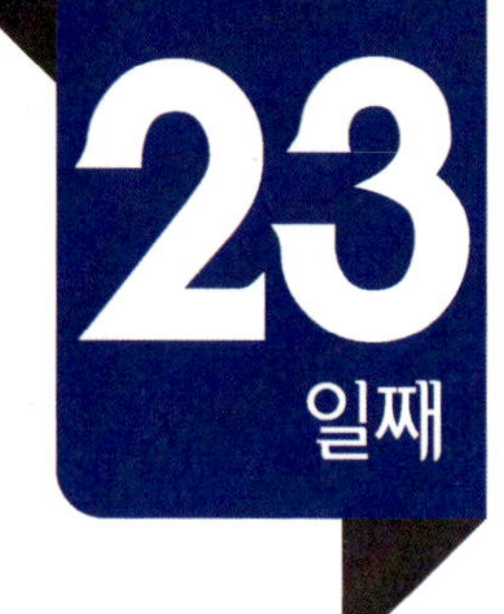

이제 완전히 익숙해지다

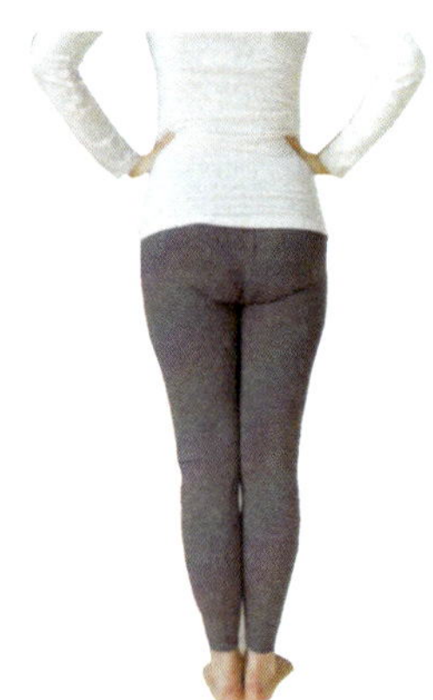

한 사람이 하나의 습관을 만드는 데 21일이 걸린다는 연구가 있다. 21일을 넘겼다. 확실히 식이요법, 근육운동, 일상생활에서 칼로리를 소모하려는 노력 등, 이 모든 게 익숙해졌다. 아주 자연스럽다. 얼굴에 올라온 뾰루지는 여전하다. 조금 더 시간이 필요한 것 같다. 체질이 변하고 있다는 확신이 드는 가장 큰 이유는 먹고 싶은 음식이 달라졌다는 것이다. 육류보다는 해산물, 흰쌀밥보다는 현미밥, 과자보다는 채소와 과일을 찾는 나를 보면 내 몸 안에서의 변화가 확실한 것 같다.

큰딸의 식단

아침 겸 점심: 두부 1/6, 도토리묵 1/8, 김치찌개(김치만) 4조각, 현미밥 1숟가락, 삶은 달걀 1개, 오렌지 1개, 키위 1개, 쌈 채소 충분히
저녁: 단백질 셰이크 500㎖

Basic Diet Tip

다이어트 중간에 분명 과식을 하게 된 날도 존재한다. 그럴 땐 그 과식한 음식들이 바로 에너지로 사용될 수 있도록 걷거나 어떤 행동을 통해 그 에너지를 쓰기를 추천한다. 그렇다면 하루 정도는 다이어트에 크게 영향을 주지 않으면서 다이어트를 이어 갈 수 있다.

아빠의 식단

아침: 고구마 주먹 1개, 사과 1/2, 삶은 달걀 1개, 양배추 2주먹, 발사믹소스 1숟가락
점심: 삶은 달걀 1개, 고구마 주먹 1/2, 사과 1개, 토마토주스 300㎖, 모밀국수 1인분
저녁: 표고버섯떡국 6큰숟가락, 양상추 2주먹, 발사믹소스 1숟가락

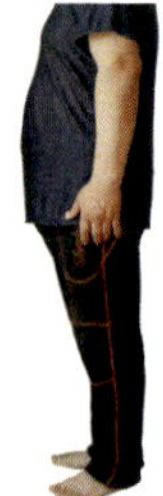

막내의 식단

아침: 잡곡밥 1숟가락, 삶은 달걀 1개, 김치찌개 2숟가락
점심: 고구마 주먹 1개, 파프리카 1개,
저녁: 치킨 샐러드 1인분

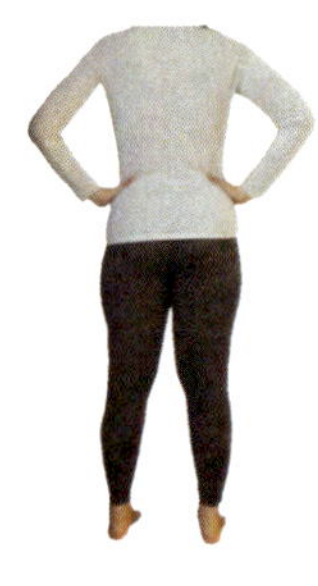

실전 문제 STEP 23

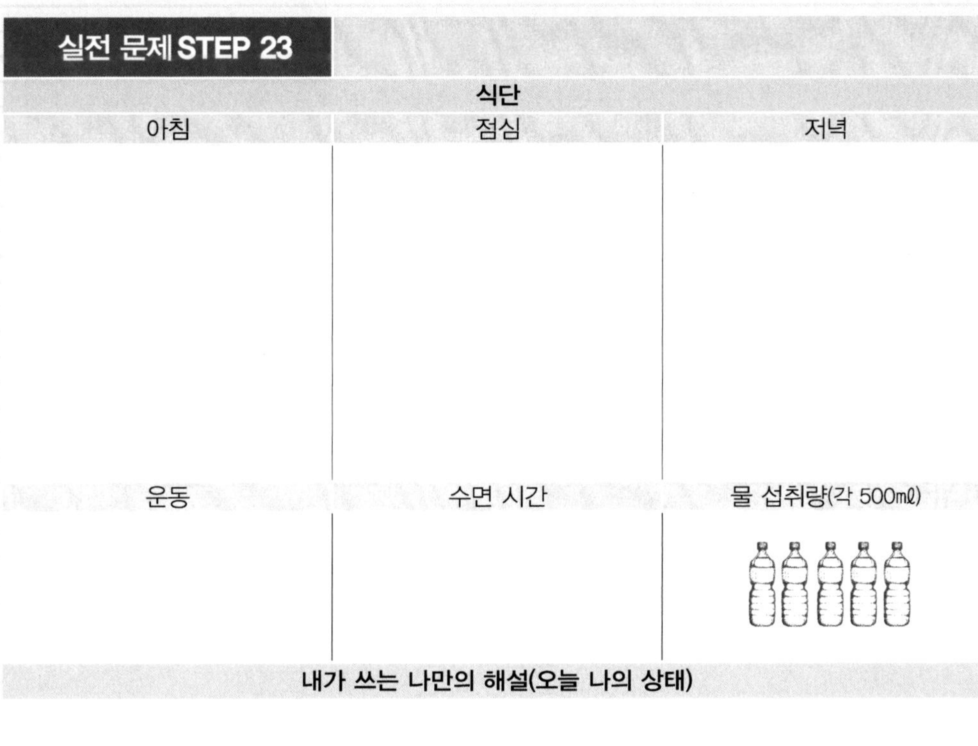

식단		
아침	점심	저녁
운동	수면 시간	물 섭취량(각 500㎖)

내가 쓰는 나만의 해설(오늘 나의 상태)

오늘 감사한 일과 내일을 위한 다짐

난 행복한 사람

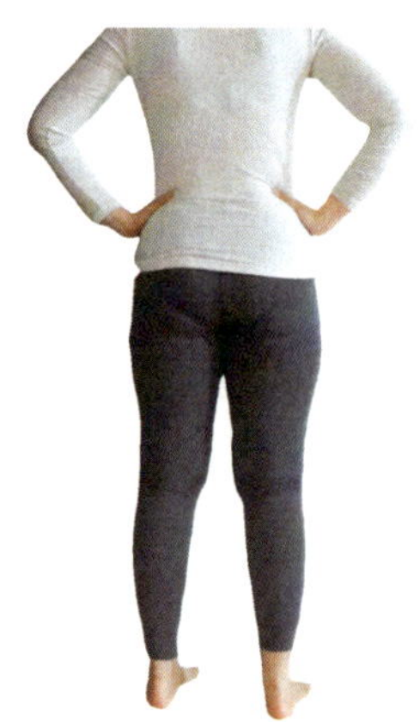

근육통이 많이 줄어들었다. 처음엔 운동 후 근육통이 좀 있었는데 여러 번 하다 보니 괜찮다. 근력운동을 시작한 후 체중이 약간 올라가는 것 같았지만, 체중이 다시 빠지기 시작했다. 인바디 검사상 근육은 1kg 증가했는데 체지방은 4kg 빠졌다. 놀라운 결과다. 더 열심히 하고 싶다. 언니처럼 얼굴에 붉은 뾰루지 같은 게 올라온다. 조금 가렵긴 하지만 흉도 안 생기고 금방 없어진다. 몸에 독소가 빠지고 있는 것이니 괜찮다. 더 좋은 피부가 되어 가는 과정이다.

막내의 식단
아침: 잡곡밥 1숟가락, 꼬막 1개, 낙지 1마리
점심: 파프리카 1개, 견과류 1봉지, 고구마 주먹 1개
저녁: 두유 200㎖

Basic Diet Tip

공부라면 지긋지긋한 분들도 있을 것이다. 그러나 뭐든지 공부가 필요하다. 그래야 실수를 줄이며 성공할 수 있다. 이 책은 다이어트 문제집이다. 말 그대로 개념은 조금 덜 다루고 있는 실전 책이다. 그러니 다이어트와 관련한 공부를 더 하고 싶다면 다이어트 개념서를 찾아 읽는 걸 추천한다.

아빠의 식단
아침: 고구마 주먹 1/2, 삶은 달걀 1개, 사과 1/2, 양배추 1/10
점심: 사과 1개, 오렌지 1개, 삶은 달걀 1개, 고구마 주먹 1개, 토마토주스 300㎖
저녁: 메밀국수 1인분

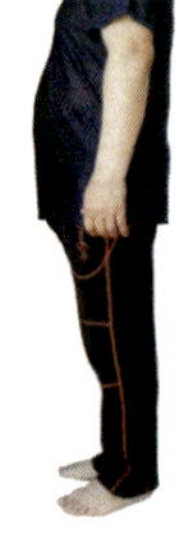

큰딸의 식단
아침 겸 점심: 두부 1/2, 삶은 달걀 1개, 오렌지 1개, 잡곡밥 2숟가락, 고추 1개, 오렌지 1개
저녁: 닭가슴살 샐러드 1인분

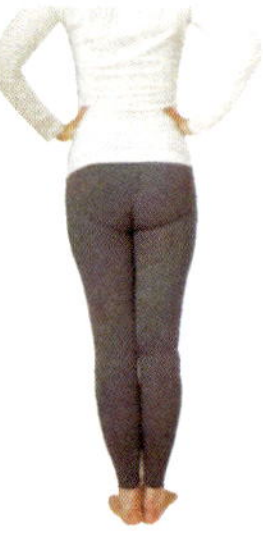

식단		
아침	점심	저녁

운동	수면 시간	물 섭취량(각 500㎖)

내가 쓰는 나만의 해설(오늘 나의 상태)

오늘 감사한 일과 내일을 위한 다짐

기본 원칙을 지키는 문제풀이 시작

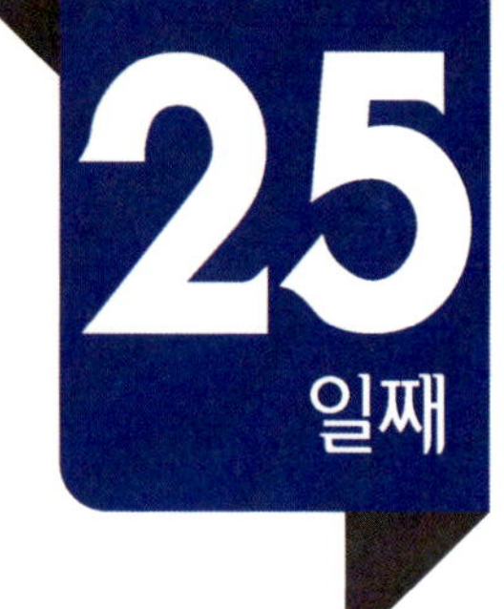

시골 어머니 댁 방문

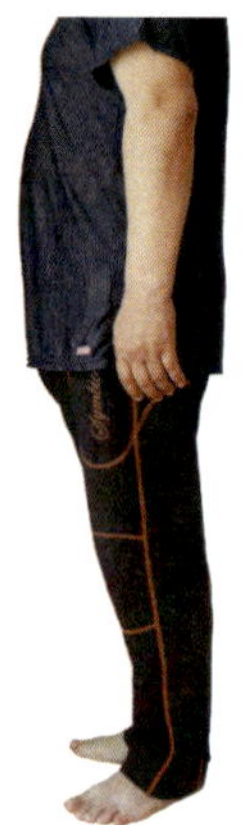

오늘은 인생에서 잊고 싶지 않은 그런 날이다. 시골 어머니 댁에 가족끼리 갔는데 선배, 후배, 동네 아줌마, 가까운 형님, 의사, 약사 모두 다 놀란다. 세상에 이처럼 기쁜 날이 있는가? 역시 한다고 하면 할 수 있다는 내 신념이 틀린 게 없었다. 어머니는 살이 빠진 나를 걱정하셨지만, 혈압과 혈당이 정상적으로 돌아오고 있다고 말씀드리니 기뻐하신다. 어머니가 해 주신 밥을 먹었는데 왜 이렇게 짠지. 이제 짠 음식은 도저히 먹을 수가 없다. 입맛이 확실히 변하긴 했다. 체중 감량 중인데 일상이 힘들지 않다.

아빠의 식단

아침: 고구마 주먹 1개, 삶은 달걀 1개, 키위 1개, 오렌지 1개, 토마토주스 300㎖
점심: 두부 1모, 풋고추 3개, 삶은 달걀 1개, 쌈 채소 충분히
저녁: 삶은 소고기 3큰숟가락, 두부 1모, 표고버섯 3개, 미역 4큰숟가락, 파프리카 1개

Basic Diet Tip

실제 다이어트에 도움을 받았던 책들을 소개한다. 『내몸 다이어트 설명서(마이클 로이젠, 머멧 오즈)』, 『4주 해독다이어트(박용우)』, 『다시는 살 안 찌는 체질로 바꿔라(김용민)』 등 더 많은 개념서들이 있지만, 안내한 책들은 다이어트 기본서 중에서도 베스트라 할 만하다.

큰딸의 식단

아침 겸 점심: 잡곡밥 1큰숟가락, 소고기 10점, 꼬막 2개, 쌈 채소 충분히, 미역 2큰숟가락, 버섯 1큰숟가락, 오렌지 1개, 토마토 큰 거 1개
저녁: 고구마 주먹 1/2, 방울토마토 5개, 단백질 셰이크 500㎖

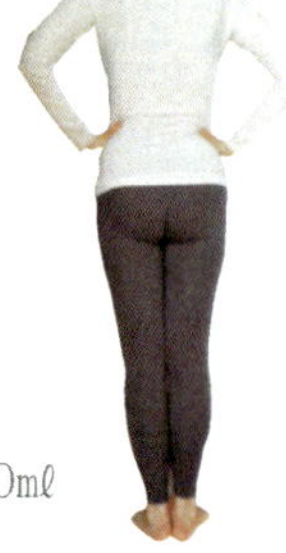

막내의 식단

아침 겸 점심: 고구마 주먹 1개, 파프리카 1개, 방울토마토 4개
저녁: 카르보나라 스파게티 3숟가락, 순대 4개, 닭강정 5조각

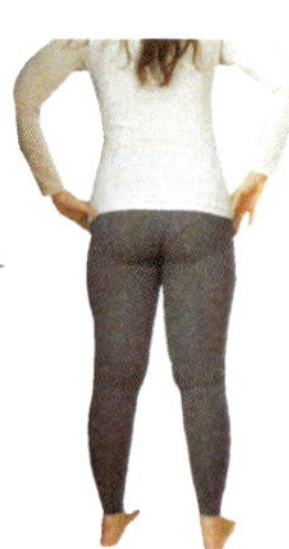

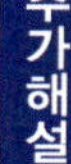

실전 문제 STEP 25

식단		
아침	점심	저녁

운동	수면 시간	물 섭취량(각 500㎖)

내가 쓰는 나만의 해설(오늘 나의 상태)

오늘 감사한 일과 내일을 위한 다짐

기본 원칙을 지키는 문제풀이 시작

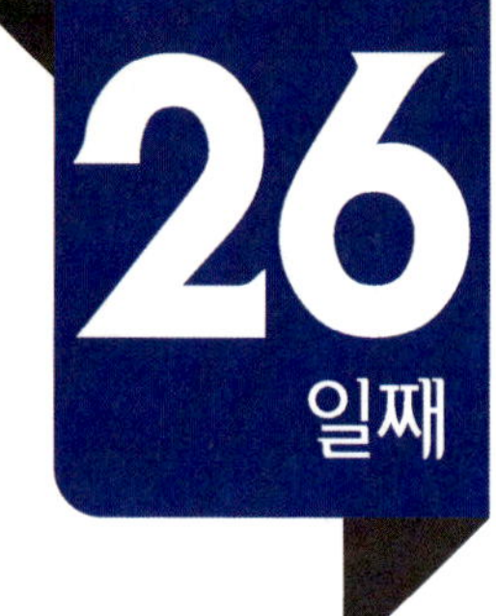

이제 백옥 같은 피부를 보는 건가요?

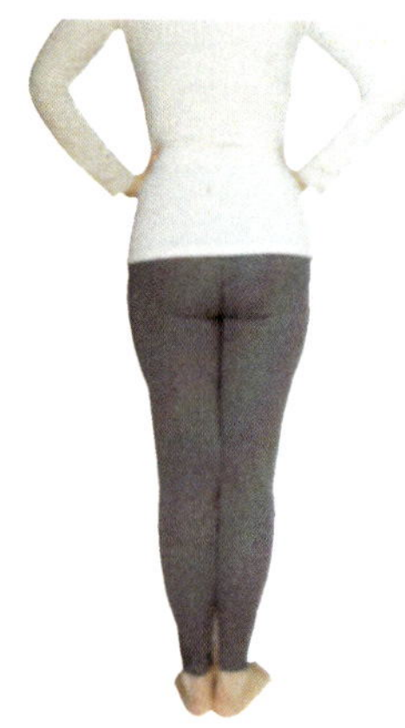

얼굴에 난 약간의 발진이 확실히 좋아졌다. 피부도 촉촉해지고 간지러움도 없다. 독소가 얼굴로 많이 빠져나왔다는 생각이 든다. 즐겁다. 몸 속이 건강해지니 몸 겉에 바르는 것들도 신경 쓰게 된다. 좋은 것만 써야겠다는 생각이 든다. 여자는 아무래도 호르몬 영향을 많이 받는다. 생리 이전엔 약간 배가 더 나온 것 같고, 식욕도 왕성해지는데 이 기간을 이전과 같이 현명하게 잘 넘긴다면 그 이후엔 훨씬 원활하게 다이어트를 할 수 있다. 20일 이후로는 운동을 더 적극적으로 하고 있는데, 훨씬 탄탄하고 힘이 생기는 느낌이다.

큰딸의 식단

아침 겸 점심: 삶은 달걀 1개, 쌈 채소 충분히, 김치찌개(김치만) 5조각
저녁: (뷔페) 각종 채소 2접시, 볶음밥 1숟가락

Basic Diet Tip

아빠는 다이어트 전 고혈압이었다. 만성 스트레스, 과일과 채소의 섭취 부족, 신체 활동량 부족 등이 이유다. 그러나 채소와 과일은 듬뿍 먹고 운동과 함께 기본을 지키면서 하는 이 다이어트를 통해 혈압과 당뇨 수치가 정상적으로 돌아왔다. 허리 사이즈가 줄어들면 혈압도 떨어진다.

아빠의 식단

아침: 고구마 주먹 1개, 삶은 달걀 1개, 키위 1개, 오렌지 1개, 토마토 주스 300㎖
점심: 두부 1모, 풋고추 3개, 삶은 달걀 1개, 쌈 채소 충분히, 발사믹 소스 1숟가락
저녁: 삶은 소고기 3큰숟가락, 두부 1모, 표고버섯 3개, 미역 3큰숟가락, 파프리카 1개

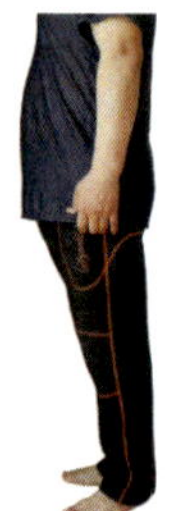

막내의 식단

아침: 잡곡밥 1숟가락, 김치 3조각, 오렌지 1개, 삶은 달걀 1개
점심: 파프리카 1개, 삶은 달걀 1개, 고구마 주먹 1개
저녁: 단백질 셰이크 500㎖

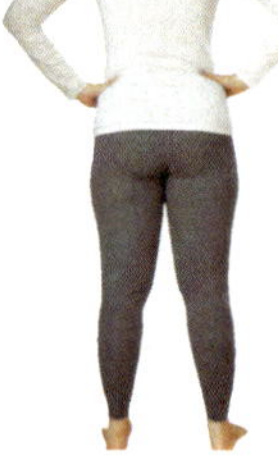

식단		
아침	점심	저녁

운동	수면 시간	물 섭취량(각 500㎖)

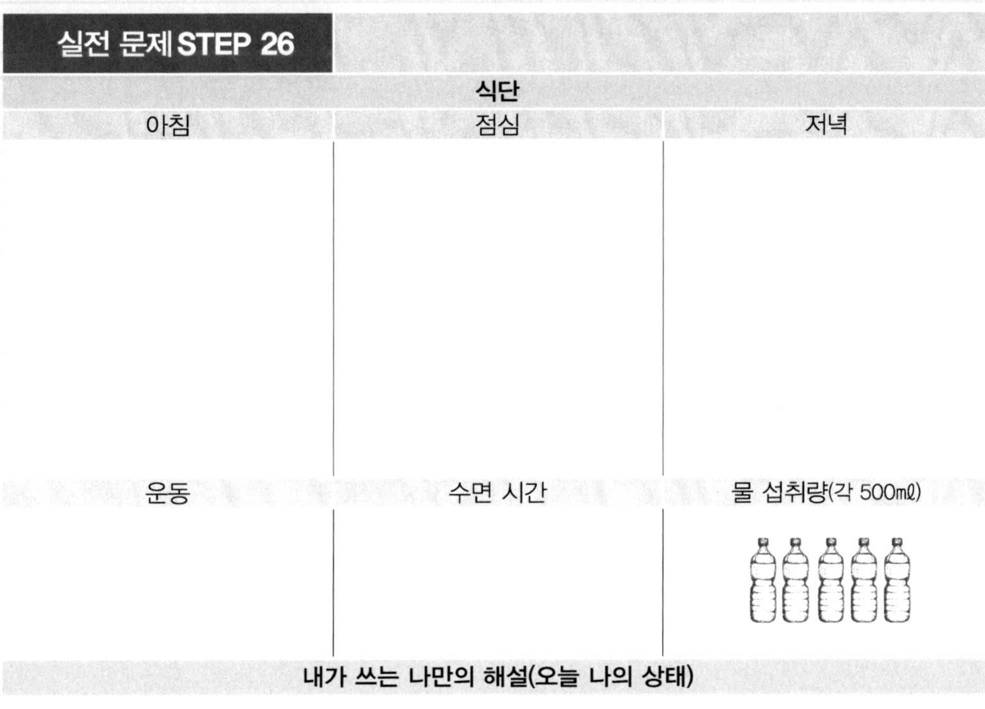

내가 쓰는 나만의 해설(오늘 나의 상태)

오늘 감사한 일과 내일을 위한 다짐

오늘은 과 모임이 있는 날

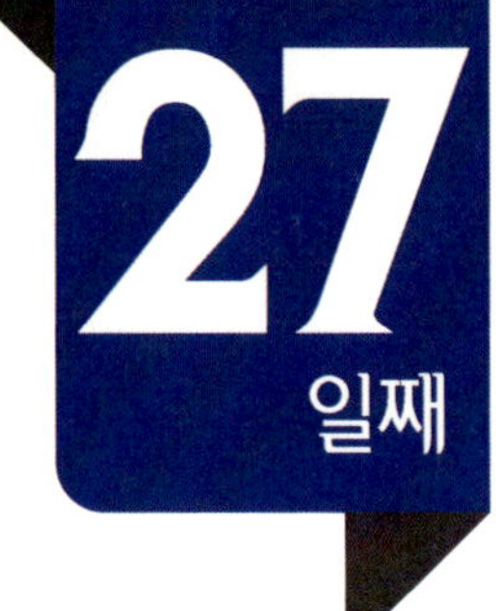

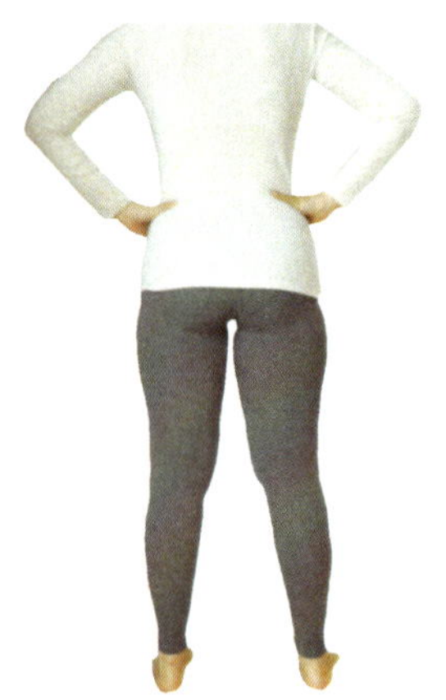

과제도 많고 피곤함이 많은 날이다. 거기에다가 과 모임도 있는 날. 경험을 통해 잠이 부족하면 식욕이 더 많이 왕성해진다는 걸 알아서인지 과 모임 전에 1시간 정도 집에서 잠을 자고 나갔다. 훨씬 좋다. 기름지고 매운 음식보다는 내 몸에 좋은 과일과 채소 등을 먹었다. 일상생활에서 매일매일 해내는 게 쉽지만은 않지만, 매일매일 조금씩 달라지는 나를 보니 포기할 수 없다. 조금은 지친 나의 모습이 보이기도 하지만, 그래도 전에 입었던 옷들이 헐렁해지고 부기가 빠진 나를 보면 조금 더 힘을 내게 된다. 27일째… 쉽지만은 않지만, 조금 더 힘을 내본다.

막내의 식단

아침: 잡곡밥 1숟가락, 김치찌개 2숟가락.
점심: 고구마 주먹 1개, 삶은 달걀 1개
저녁: 오렌지 1개, 양상추 2주먹, 키위 1개, 딸기 10개, 닭가슴살 통조림 1개

Basic Diet Tip

고지가 눈앞이다. 11일 남았다. 이전보단 날씬해졌지만, 만족하진 못하는가? 이전 모습과 비교해 보자. 작았던 옷들이 들어가는 걸 느끼자. 아주 건강하게 잘 감량하고 있는 중이다. 사람마다 시작하는 몸 상태가 다르기 때문에 감량 후 몸매는 다를 수 있다. 그러나 분명한 것은 감량이 되고 있으며 아름다워지고 있다는 것이다.

아빠의 식단

아침 겸 점심: 삶은 소고기 3큰숟가락, 생미역 2큰숟가락, 표고버섯 4개, 파프리카 1개, 방울토마토 8개
저녁: 삶은 돼지목살 3큰숟가락, 단호박 1/4, 파무침, 쌈 채소 충분히

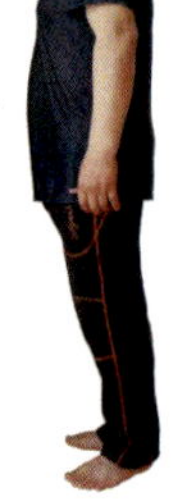

큰딸의 식단

아침 겸 점심: 두부 1/2, 오렌지 1개, 쌈 채소 충분히
저녁: 두부 1모, 닭가슴살 한쪽, 쌈 채소 충분히, 연어 통조림 1개, 딸기 10개, 파인애플 1/2

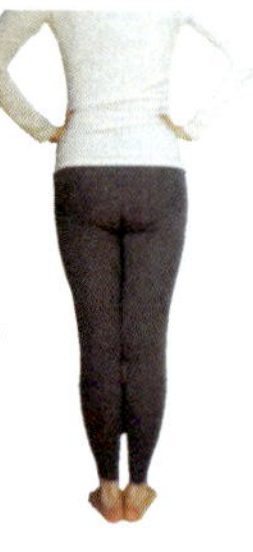

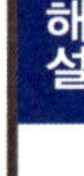

식단		
아침	점심	저녁

운동	수면 시간	물 섭취량(각 500㎖)

내가 쓰는 나만의 해설(오늘 나의 상태)

오늘 감사한 일과 내일을 위한 다짐

봉사는 날 더 행복하게 만든다

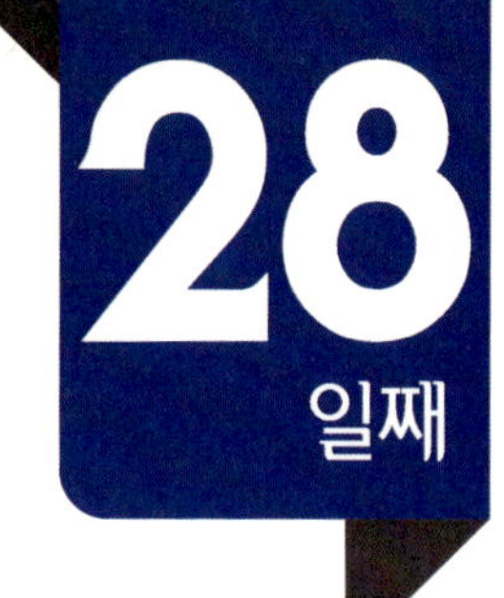

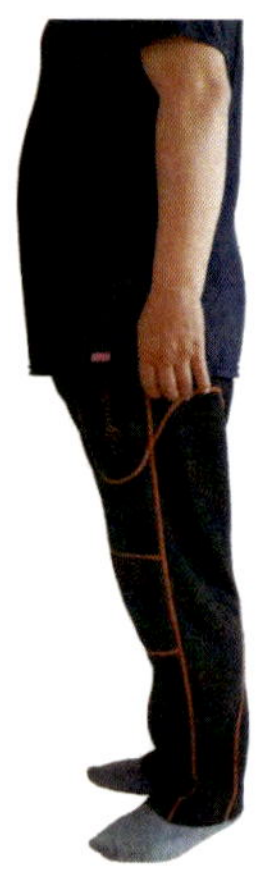

아침 일찍 교회로 향하는 발걸음이 가볍다. 교회 뒷마당 청소도 하고 교회 여러 일들을 하며 다른 사람들이 편하게 신앙생활을 할 수 있도록 도왔다. 큰일은 아니지만, 누군가를 도와준다는 일이 즐겁다. 교회에 있는 밭도 가꾸다 보니 벌써 오후다. 일을 마치고 함께 봉사했던 분들과 온천에 갔다. 좋은 일 한 후에 목욕은 꿀 같다. 작년엔 작아서 못 입던 옷을 꺼내 입었는데, 이젠 많이 커졌다. 이렇게 많이 빠졌나 싶다. 정말 매일매일 놀랍다. 하루하루 하다 보니 이렇게 시간이 갔다. 왠지 끝나 간다는 게 아쉽다.

아빠의 식단

아침: 삶은 달걀 2개, 쪽파무침 2큰숟가락, 사과 1개
점심: 우거지메기탕(건더기만) 3큰숟가락, 공깃밥 1/2, 방울토마토 4개, 고구마 주먹 1개
저녁: 두부 1/2, 미나리무침 2숟가락, 고구마 주먹 1개, 양상추 1주먹

Basic Diet Tip

일반인들에겐 모임이라는 유혹이 존재한다. 40일 동안 우리 가족에게도 수많은 위기의 순간이 있었다. 모임, 회식, MT, OT 등, 일반인들이 체중 감량이 힘든 이유이기도 하다. 피할 수 있으면 피하고, 피할 수 없다면 즐겨라! 맛있는 음식을 두고 안 먹을 수 없다. 먹는 대신 칼로리가 낮고 영양 밀도가 높은 음식 위주로 먹자.

큰딸의 식단

아침 겸 점심: 두부 1/2, 쌈 채소 충분히, 파김치 3큰숟가락, 방울토마토 6개, 오렌지 2/3, 금귤 4개, 파인애플 1/4,
저녁: 고구마 주먹 1개, 단백질 셰이크 500㎖

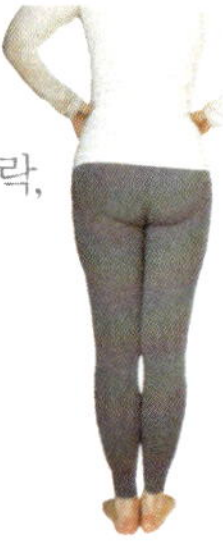

막내의 식단

아침 겸 점심: 현미밥 1숟가락, 닭가슴살 2숟가락, 배추김치 4조각, 오렌지 1개, 키위 1개, 쌈 채소 충분히
저녁: 사과 1/2, 단백질 셰이크 500㎖

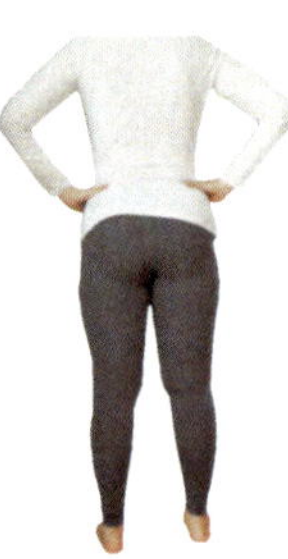
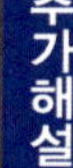

실전 문제 STEP 28

식단

아침	점심	저녁

운동	수면 시간	물 섭취량(각 500㎖)

내가 쓰는 나만의 해설(오늘 나의 상태)

오늘 감사한 일과 내일을 위한 다짐

관성의 법칙

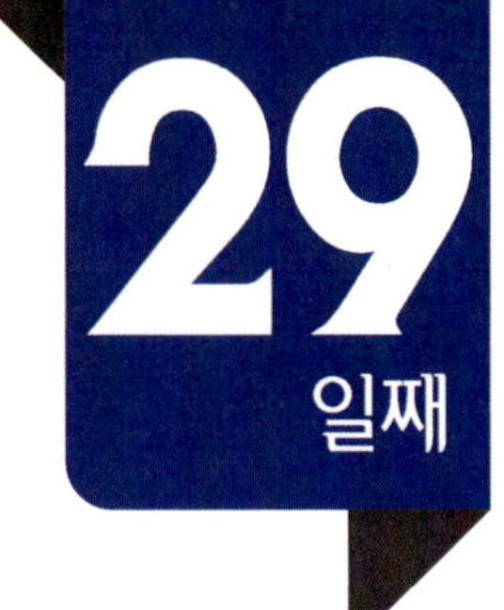

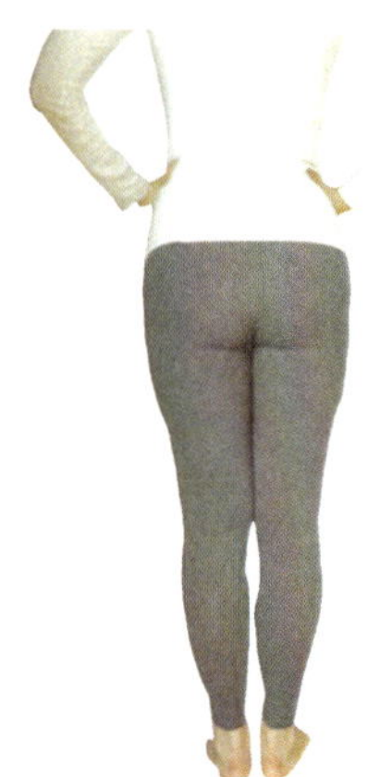

이전의 몸으로 돌아가고자 하는 내 몸의 저항이 느껴진다. 호르몬 때문인지, 다이어트가 지쳐서인지 정확히 알 수는 없지만, 오늘따라 무척이나 힘들다. 배고프고 먹고 싶은 게 떠오른다. 그러나 29일 동안의 습관으로 인해 무난하게 잘 넘겼다. 다시 이전으로 돌아가고 싶은 내 몸을 습관과 약간의 의지력으로 이겨낸다면 그 이후엔 내 몸이 완벽해진 내 몸을 진짜 내 몸으로 인식하게 될 것이다. 건강한 체중 감량 다이어트를 통해 생리통이 없어졌다. 생리 중엔 진통제 없이는 일상생활이 어려웠던 나인데 정말 완벽하게 생리통이 없어졌다. 내 몸이 건강해지고 있다는 신호들이 보이니 중간에 포기할 수 없다.

큰딸의 식단

아침 겸 점심: 잡곡밥 2큰숟가락, 낙지 다리 1개, 두부 1/5, 닭가슴살 1숟가락, 쌈 채소 충분히, 김치 3조각, 도토리묵 1/6, 오렌지 1/2, 키위 1/2, 파인애플 1/6, 삶은 달걀 1개
저녁: 단백질 셰이크 500㎖

Basic Diet Tip

모임에서 고칼로리 음식 대신에 먹으면 좋은 음식을 소개한다. 과일, 채소, 연어, 육회, 각종 해산물, 닭가슴살 (통조림도 좋음) 물론 평소보다 적게 먹어야겠지만, 무작정 참는 게 아니라 먹을 수 있는 대체 식품이 있다면 훨씬 즐겁게 다이어트와 일상생활을 즐길 수 있다.

아빠의 식단

아침: 삶은 달걀 1개, 방울토마토 7개, 파프리카 1개
점심: 닭볶음탕 4조각, 공깃밥 1/3, 해파리냉채 2숟가락, 김치 3조각
저녁: 동태탕(건더기만) 2큰숟가락, 공깃밥 1/2

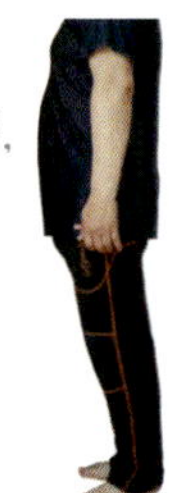

막내의 식단

아침 겸 점심: 잡곡밥 1/2, 삶은 닭 2조각, 삶은 달걀 1개, 키위 2개, 오렌지 1개
저녁: 단백질 셰이크 500㎖

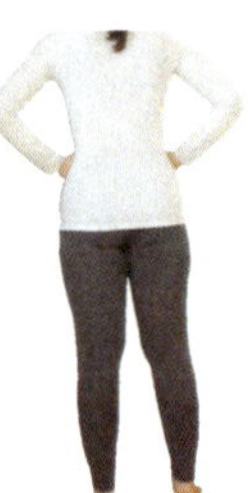

식단		
아침	점심	저녁

운동	수면 시간	물 섭취량(각 500㎖)

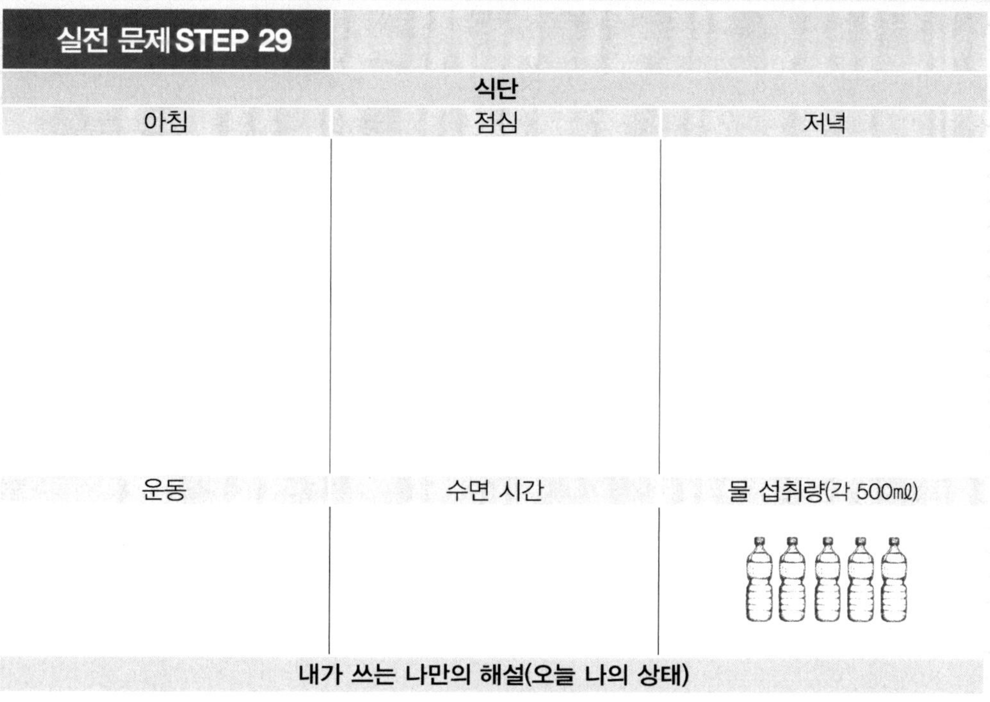

내가 쓰는 나만의 해설(오늘 나의 상태)

오늘 감사한 일과 내일을 위한 다짐

기분 원칙을 지키는 문제풀이 시작

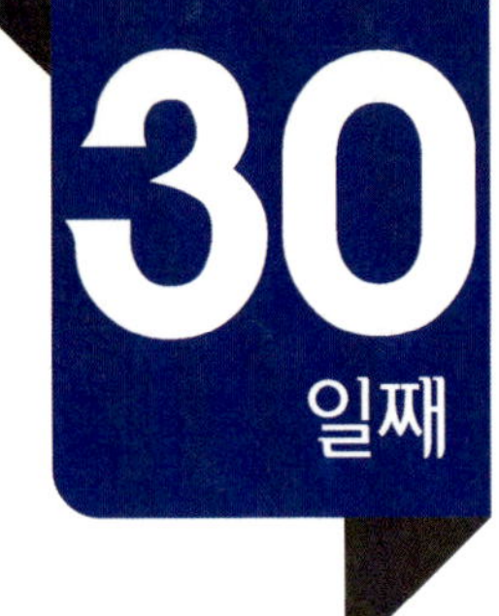

조금 느려도 괜찮아

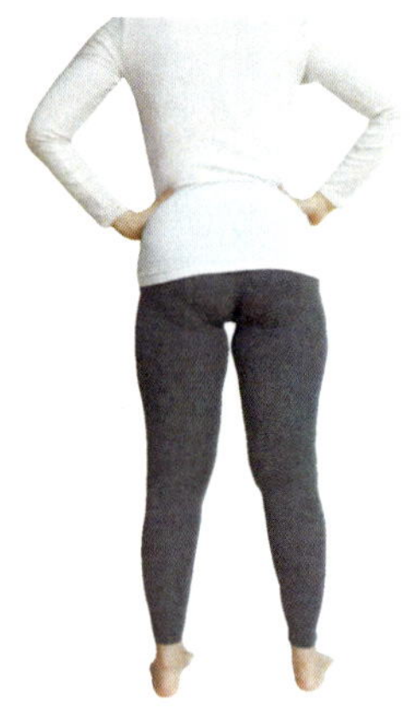

근력운동을 하니 체중이 조금씩 계속 늘어나는 게 이상해서 인바디를 해 봤더니 수분이나 근육이 늘어난 것이다. 몸무게만 보고 좌절할 필요가 없 다는 사실을 배워 가는 중이다. 몸무게에 너무 좌지우지하지 않아야 한 다. 살이 점점 말랑말랑해지고 있다. 이전에 굶는 다이어트로 인한 하체 비만이 날 이렇게 힘들게 할 줄이야. 젊은 여성의 특성상 상체가 먼저 빠 진다고는 하는데 하체는 아직 기미가 안 보인다. 나에게 조금 더 시간이 필요하다. 조금 느리지만 차곡차곡 쌓으면 예쁜 탑이 될 것이다. 그리고 그 탑은 무너지지 않는다. 완벽한 몸매를 위해 파이팅!

막내의 식단

아침 겸 점심: 간장떡볶이 7개, 김치 2조각, 토마토 10개, 오렌지 1개, 딸기 14개

저녁: 삶은 달걀 1개, 단백질 셰이크 500㎖

Basic Diet Tip

여성들은 생리 주기와 다이어트가 밀접한 연관성이 있다. 아무래도 생리 전 일주일은 프로게스테론 분비가 증 가해 몸이 붓는다. 생리 기간엔 휴식이 필요하며 생리 뒤 일주일은 다이어트의 황금기다. 이 시기에 감량이 가 장 많이 이루어진다. 이 주기를 잘 이용한다면 성공적인 다이어트에 더욱 가깝게 다가갈 수 있다.

아빠의 식단

아침: 사과 1개, 키위 1개, 파프리카 1개, 삶은 달걀 1개, 방울토마토 6개, 도토리묵 3큰숟가락

점심: 고구마 주먹 1개, 오렌지 1개, 토마토주스 300㎖

저녁: 모밀국수 1인분

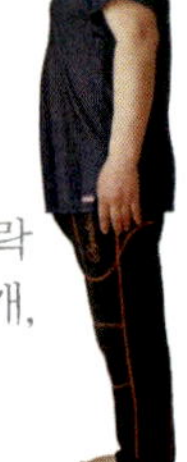

큰딸의 식단

아침 겸 점심: 콩고기 5숟가락, 들깨칼국수 국물만 4숟가락, 두부 1/6, 쌈 채소 충분히

저녁: 꼬막 15개, 달걀 프라이 1개, 고구마 주먹 1개

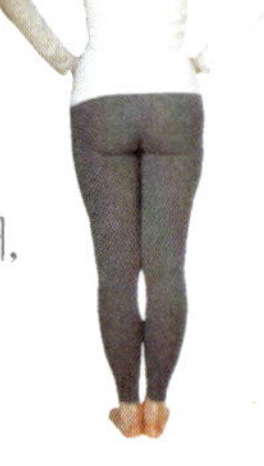
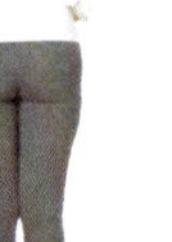

식단		
아침	점심	저녁

운동	수면 시간	물 섭취량(각 500㎖)

내가 쓰는 나만의 해설(오늘 나의 상태)

오늘 감사한 일과 내일을 위한 다짐

기본 원칙을 지키는 문제풀이 시작

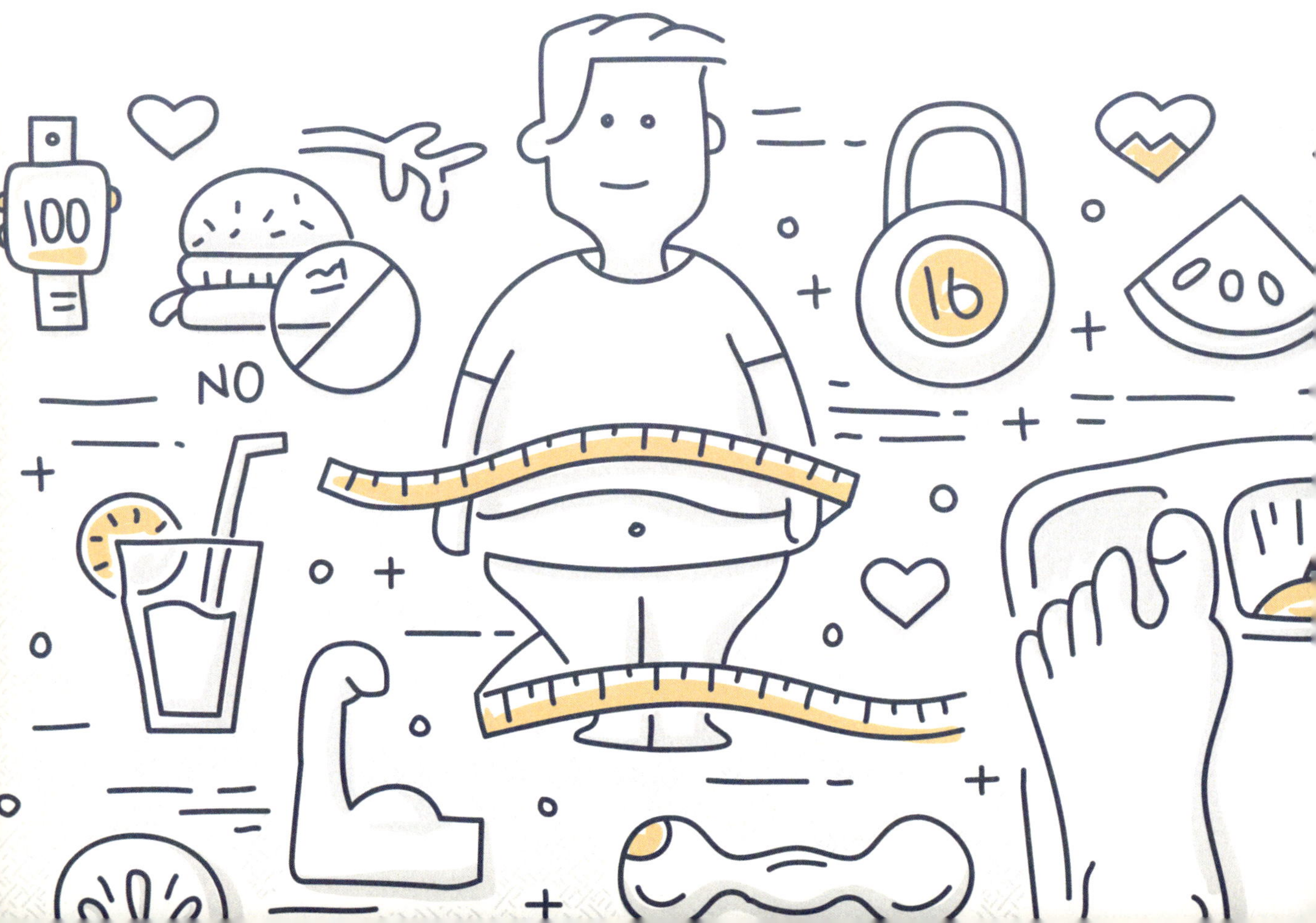

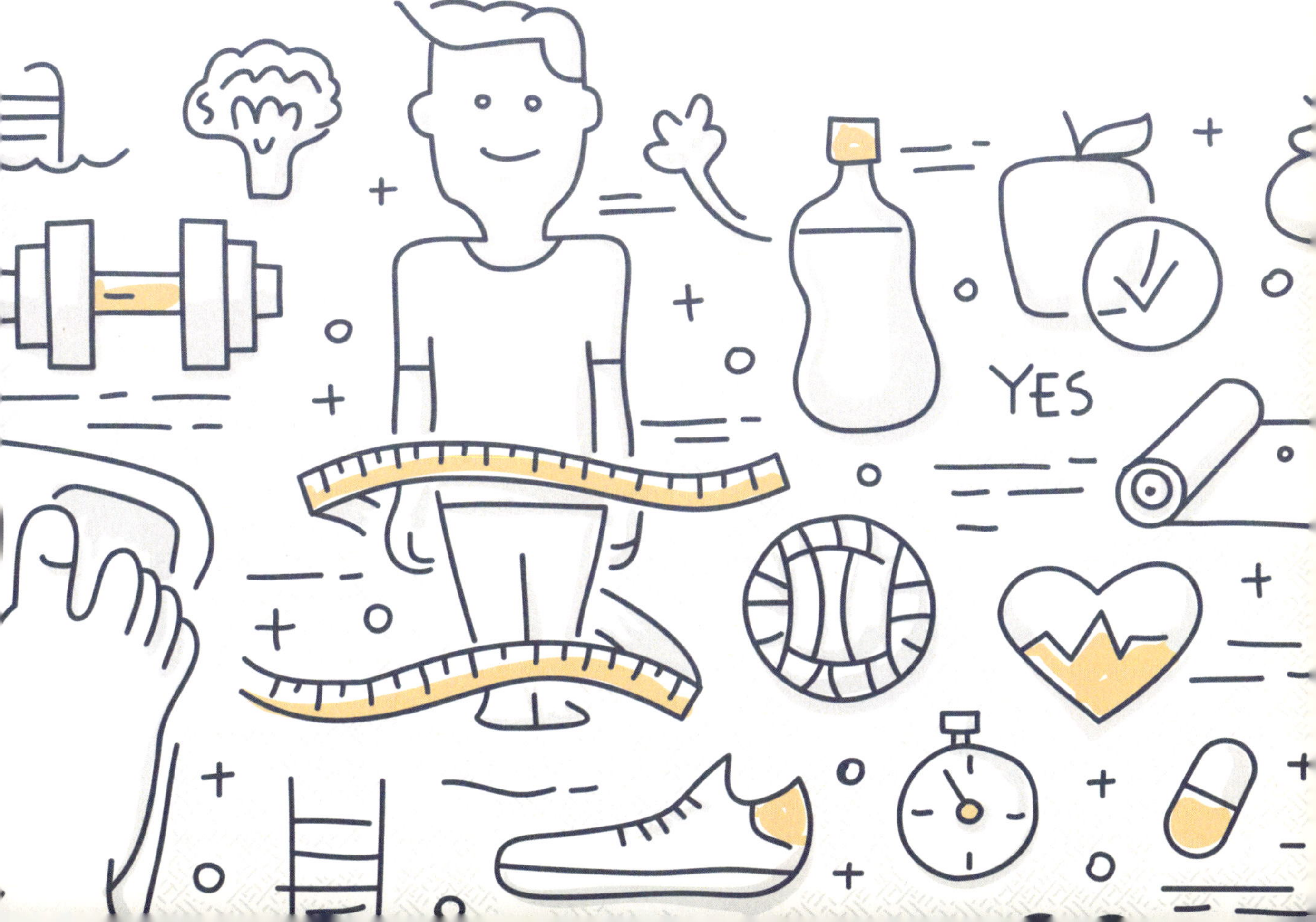

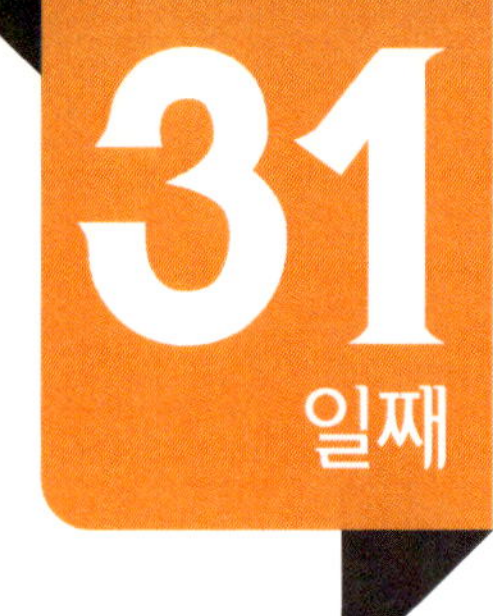

화창한 날씨에는 자전거

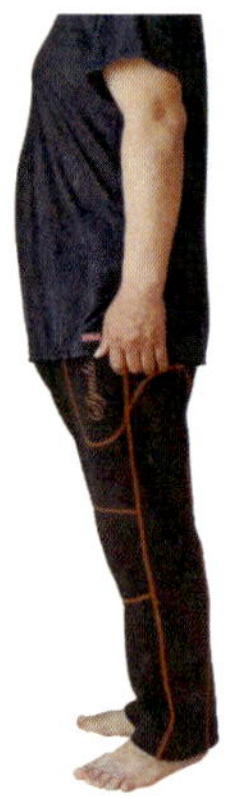

오늘은 날씨가 참 좋다. 아침 식사를 간단하게 하고 영산강 주변을 돌아본다. 자전거를 타니 허벅지 근육이 늘어난 게 느껴진다. 맑은 날씨에 건강해진 내가 운동할 수 있음에 감사하다. 단백질 섭취가 너무 약한 것 같다는 생각이 들어 단백질 섭취를 조금 늘려 본다. 지금까지 쓰러질 것 같고 힘이 없어 무기력해지는 느낌은 크게 없었다. 내가 건강히 먹고 싶은 음식으로 장을 봐왔다. 예전엔 라면, 과자, 인스턴트 음식이 대부분이었는데 이젠 건강식으로 완전히 바뀌었다.

해설

아빠의 식단

아침: 삶은 달걀 1개, 사과 1/2, 방울토마토 3개, 파프리카 1/2, 고구마 주먹 1/2
점심: 도토리묵 3큰숟가락, 방울토마토 10개, 삶은 달걀 1개, 양상추 1주먹
저녁: 단백질 셰이크 500㎖

Basic Diet Tip

다이어트 33일까지 온 여러분, 축하한다. 모두 다 체중 감량에 성공하고 있을 것이라 확신한다. 지금까지 했던 것처럼 1주일 더 노력해 보자. 여기서부터는 더욱더 큰 의지력이 필요하다. 왜 다이어트를 하려고 하는가? 완벽한 몸매를 이루었을 때 당신은 어떤 모습인가? 즐겁게 상상하라.

큰딸의 식단

아침 겸 점심: 두부 1/2, 쌈 채소 충분히, 삶은 돼지고기 2숟가락, 김 5장, 김치 6조각
저녁: 고구마 주먹 1개, 단백질 셰이크 500㎖

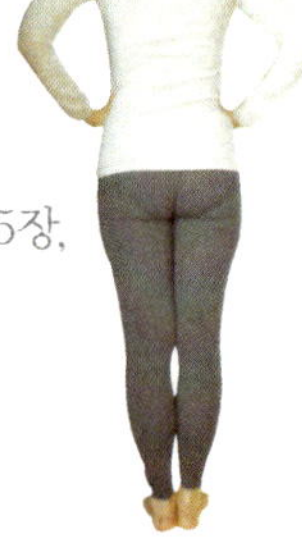

막내의 식단

아침: 잡곡밥 1/2, 닭가슴살 한쪽, 콩나물 2숟가락, 삶은 달걀 1개
점심: 금귤 2개, 고구마 주먹 1개, 파프리카 1개, 바나나 1개
저녁: 딸기 10개, 바나나 1개, 단백질 셰이크 500㎖

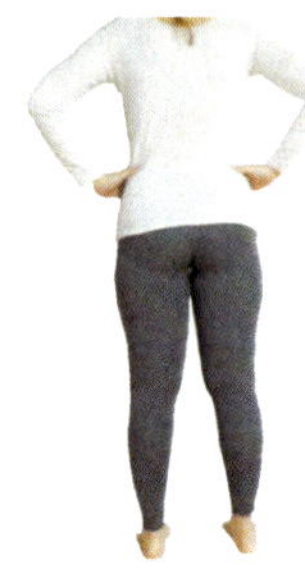

추가 해설

식단		
아침	점심	저녁

운동	수면 시간	물 섭취량(각 500㎖)

내가 쓰는 나만의 해설(오늘 나의 상태)

오늘 감사한 일과 내일을 위한 다짐

기본 원칙을 지키는 문제풀이 시작

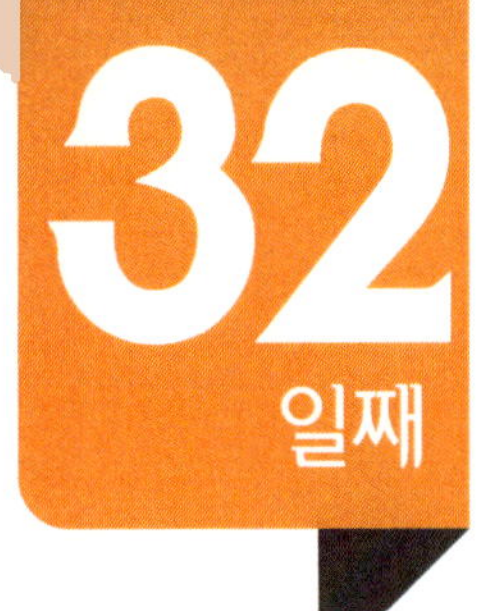

끝까지 나를 믿는 힘!

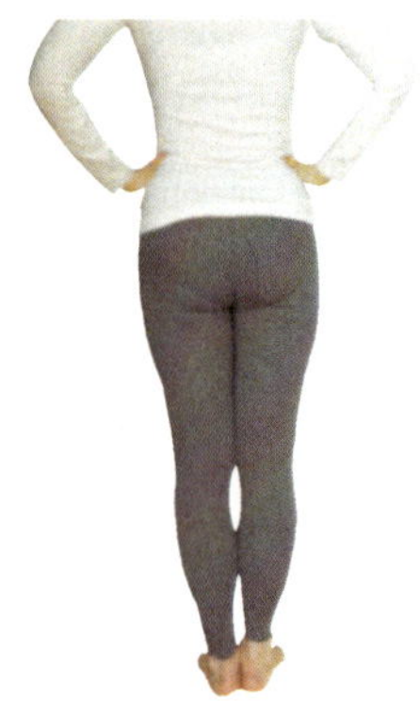

상체뿐 아니라 다리도 많이 얇아지고 있는 게 느껴진다. 허벅지 살이 가장 나중에 빠진다는데 기분이 좋다. 오늘로써 다이어트 한 지 한 달이 넘었다. 약간의 힘든 부분도 있었고, 얼굴에 뾰루지도 나면서 위기도 있었지만 잘 해냈다. 이는 끝까지 나를 믿었고, 함께하는 사람이 있었기 때문이다. 실제 다이어트를 하면서 많은 걸 알고 느꼈다. 우리가 한 이 건강해지는 다이어트를 더 많은 사람들이 함께했으면 좋겠다. 실패하는 다이어트가 아닌 성공하는 다이어트를 경험했으면 좋겠다.

큰딸의 식단

아침 겸 점심: 현미밥 2숟가락, 두부 1/2, 양배추 1/10, 묵은김치 5조각, 닭가슴살 2큰숟가락
저녁: 단백질 셰이크 500㎖

Basic Diet Tip

다이어트와 잠은 큰 상관관계가 있다. 7시간에서 8시간 충분히 잠을 자지 않았을 때 몸은 보상으로 음식을 요구한다. 바쁜 우리들이지만, 다이어트 기간만은 몸에 충분한 휴식을 취해 주도록 노력하자. 놀라운 사실이 하나 더 있다. 자고 나면 날씬해지고 있는 자신을 발견할 수 있다.

아빠의 식단

아침: 삶은 달걀 1개, 고구마 주먹 1개, 두부 1/4, 버섯 3큰숟가락, 양배추 1/10
점심: 양배추 1/10, 숙주나물 3큰숟가락, 무 1조각, 삶은 달걀 1개, 고구마 주먹 1/2
저녁: 단백질 셰이크 500㎖

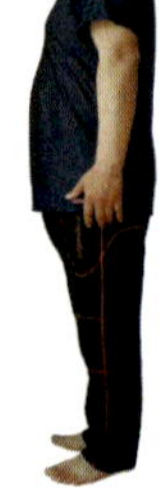

막내의 식단

아침: 삶은 달걀 1개, 녹두나물 2숟가락
점심: 고구마 주먹 2개, 금귤 4개, 방울토마토 6개
저녁: 애호박찜 4숟가락, 단백질 셰이크 500㎖

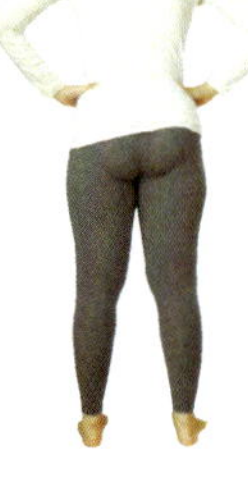

식단		
아침	점심	저녁

운동	수면 시간	물 섭취량(각 500㎖)

내가 쓰는 나만의 해설(오늘 나의 상태)

오늘 감사한 일과 내일을 위한 다짐

기본 원칙을 지키는 문제풀이 시작

감기

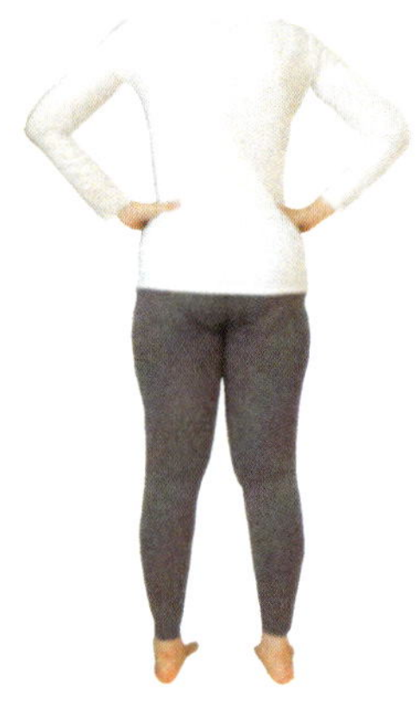

감기에 걸렸다. 환절기라 친구들도 모두 걸렸다. 내가 걸려서 그랬는지 아빠, 언니도 걸렸다. 감기에 걸리니 정신이 너무 없다. 그러나 다이어트를 멈추고 싶지 않다. 예전엔 몸이 아프면 더 많이 먹었다. 몸보신해야 한다면서 과식을 했었던 기억이 난다. 그러나 이번엔 단백질과 채소 위주의 내 식단을 무너뜨리지 않고 감기를 이겨내고 있다. 물론 병원에 가서 약도 지어 먹었다. 약을 먹으니 점점 괜찮아지는 것 같다.

막내의 식단

아침: 잡곡밥 1숟가락, 삶은 달걀 1개, 숙주나물 2숟가락, 김치 4조각, 오렌지 1개
점심: 파프리카 1개, 금귤 5개, 고구마 주먹 1개
저녁: 단백질 셰이크 500㎖

Basic Diet Tip

며칠은 다이어트 수칙을 지키지 못한 날도 있다. 그러나 죄책감이라는 감정을 느끼지 말자. 지금까지 잘해 왔으며 이 한 번으로 포기하긴 아깝다. 누구나 완벽하지 않다. 8kg 감량한 나도 감량 중간에 패밀리 레스토랑에서 음식을 즐긴 일이 있었다. 그래도 가족들과 함께 격려하며 다시 심기일전했다. 그래서 함께하는 게 중요하다.

아빠의 식단

아침: 잡곡밥 1/2, 두부 1/3, 숙주나물 3숟가락, 삶은 달걀 1개, 고구마 주먹 1개
점심: 카레 6큰숟가락, 도토리묵 4큰숟가락, 버섯무침 3큰숟가락, 고구마 주먹 2개, 쌈 채소 충분히
저녁: 단백질 셰이크 500㎖

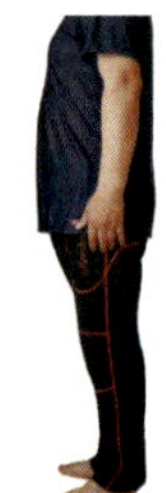

큰딸의 식단

아침 겸 점심: 현미밥 2숟가락, 삶은 달걀 1개, 두부 1/4, 삶은 돼지고기 2숟가락, 쌈 채소 충분히, 오렌지 1개, 키위 1개
저녁: 닭가슴살 샐러드 1인분, 연어 6조각, 블랙 올리브 2숟가락

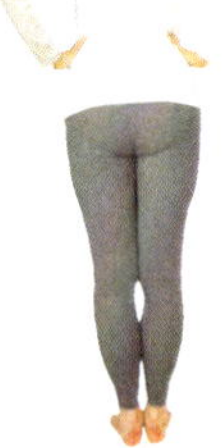

식단		
아침	점심	저녁

운동	수면 시간	물 섭취량(각 500㎖)

내가 쓰는 나만의 해설(오늘 나의 상태)

오늘 감사한 일과 내일을 위한 다짐

기본 약속을 지키는 문제풀이 시작

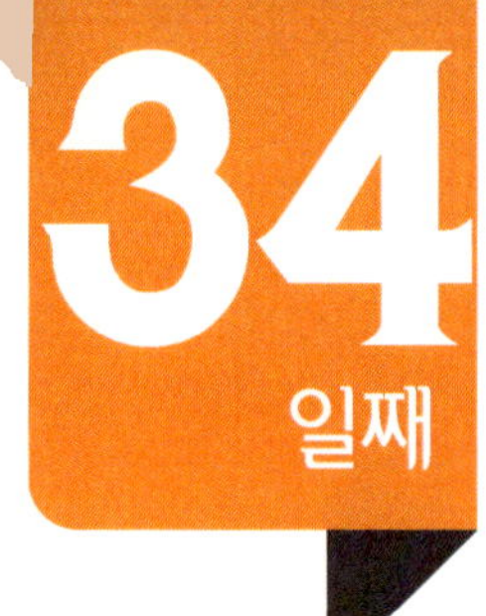

모든 일에 감사하는 날!

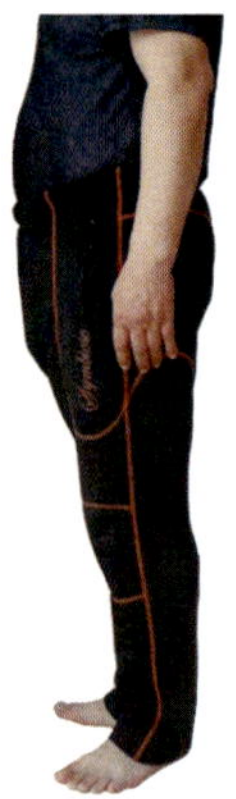

무등산 등반을 했다. 잠시 쉬는데 길에 철쭉과 이름 모를 꽃들이 활짝 웃고 있다. 이런 건 가족들에게 인증샷을 찍어서 보내 줘야 한다. 감기 때문에 고생하고 있는 우리 가족들에게 예쁜 꽃 사진 하나 보내는 게 하나의 행복이다. 예전엔 이런 소소한 행복을 느끼지 못하고 살았다. 주변을 잠시만 돌아봐도 이렇게 기쁘고 행복한 일들이 많다. 많은 사람들이 다이어트를 통해 몸만 건강해졌다고 생각하지만, 아니다. 나는 몸뿐 아니라 마음까지 건강해진 느낌이다.

아빠의 식단
아침: 닭가슴살 한쪽, 고구마 주먹 1/2, 삶은 달걀 1개, 토마토주스 300㎖
점심: 추어탕(건더기만) 3큰숟가락, 공깃밥 1/2, 각종 반찬 3숟가락
저녁: 잡곡 곤약밥 1/2, 닭가슴살 한쪽, 갓김치 6조각

Basic Diet Tip

다이어트에 실패할까 봐 사람들에게 알리지 못하고 조용히 다이어트를 시작하여, 조용히 다이어트를 끝내는 사람들이 있다. 다이어트는 주변 사람들에게 알리면 알릴수록 좋다. 다이어트를 알림에 따라 주변 사람들이 나를 배려해 주는 걸 즐겨라.

큰딸의 식단
아침 겸 점심: 잡곡밥 2숟가락,
삶은 돼지고기 4숟가락,
쌈 채소 충분히, 김치 4조각,
오렌지 1/2, 키위 1개, 딸기 5개
저녁: 닭가슴살 샐러드 1인분,
고구마 주먹 1개, 땅콩 5개

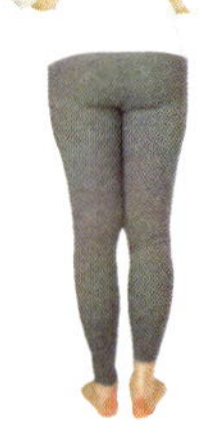

막내의 식단
아침 겸 점심: 고구마 주먹 1개,
가지나물 1숟가락,
버섯나물 1숟가락,
숙주나물 1숟가락
저녁: 단호박 1/4,
버섯나물 1숟가락, 가지나물 1숟가락,
단백질 셰이크 500㎖

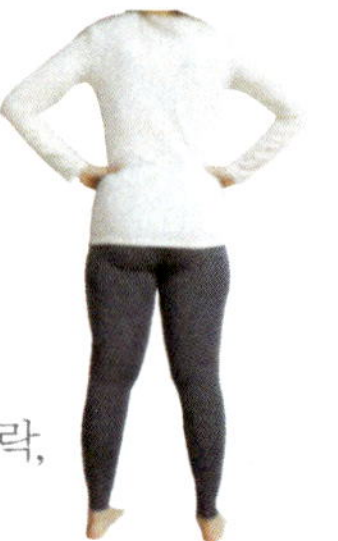

식단		
아침	점심	저녁

운동	수면 시간	물 섭취량(각 500㎖)

내가 쓰는 나만의 해설(오늘 나의 상태)

오늘 감사한 일과 내일을 위한 다짐

기본 원칙을 지키는 문제풀이 시작

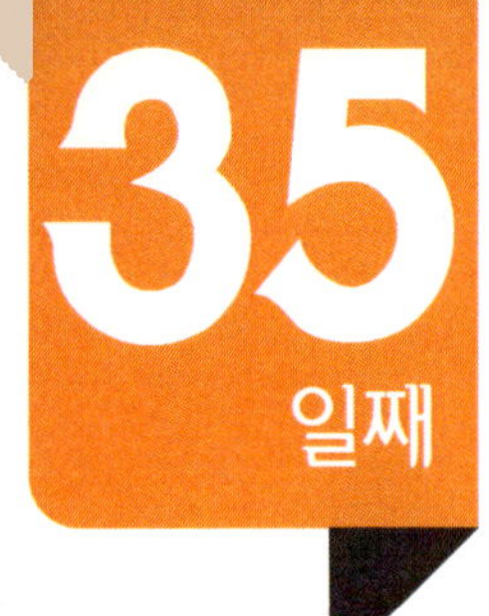

직장인도 충분히 할 수 있다

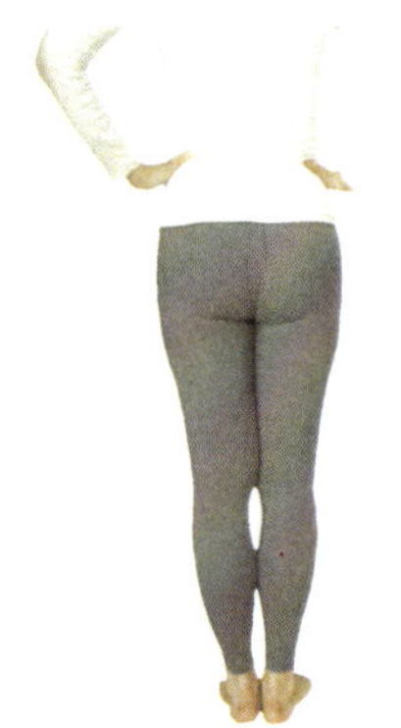

어떤 직업이든 스트레스가 있기 마련이다. 나 또한 그렇다. 스트레스가 크다. 나는 1:1 학습 매니지먼트 및 대학 입학 컨설팅을 하는 직업이다. 그래서인지 한 개인의 인생에 큰 영향을 준다는 부담감 때문에 본의 아니게 스트레스를 많이 받는다. 이런 스트레스를 받을 때면 먹는 것으로 풀곤 했었다. 나에게 가장 큰 보상은 라면이었다. 이랬던 나도 달라질 수 있다. 나에게 주는 보상이 달라졌다. 더 자신감 있는 내 몸으로, 건강해진 몸으로 나에게 보상해 준 것이다. 내가 했다면 누구나 할 수 있다.

큰딸의 식단

아침 겸 점심: 낙지 4순가락, 공기 1/2
저녁: 삼계탕 1인분, 깍두기 6개, 마늘 5개

Basic Diet Tip

완벽한 몸매를 위해 달려왔다. 이제 주변 사람들을 도와줄 때다. 여러 번의 다이어트 실패로 인해 삶에 무기력해진 사람이 주변에 있는가? 이 다이어트 문제집으로 주변 사람들을 도와주자. 사랑하는 사람들이 더 많은 자신감을 얻을 수 있도록 도와주자.

아빠의 식단

아침: 고구마 주먹 1개, 바나나 1개, 삶은 달걀 1개, 사과 1/2, 오렌지 1/2
점심: 현미 잡곡밥 1/2, 김치 5조각, 제육볶음 2순가락, 방울토마토 8개, 오렌지 1/2
저녁: 현미 곤약밥 1/3, 닭고기 3조각, 증편(기정떡) 1/2, 고구마 주먹 1개, 삶은 달걀 1개

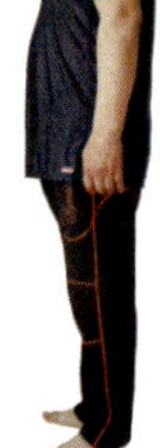

막내의 식단

아침 겸 점심: 잡곡밥 2순가락, 단호박 1/4, 키위 1/2, 파인애플 1/6, 콩나물 2순가락
저녁: 고구마 주먹 1개, 파프리카 1개, 순대 4개, 김치볶음밥 2순가락, 단백질 셰이크 500㎖

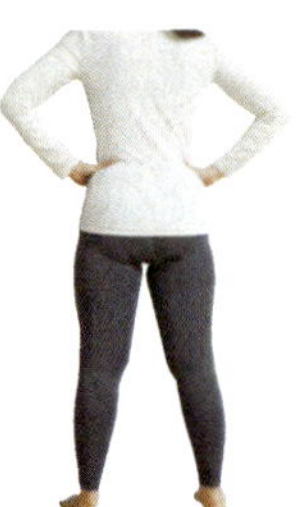

실전 문제 STEP 35

식단		
아침	점심	저녁
운동	수면 시간	물 섭취량(각 500㎖)

내가 쓰는 나만의 해설(오늘 나의 상태)

오늘 감사한 일과 내일을 위한 다짐

거울 볼 맛이 난다

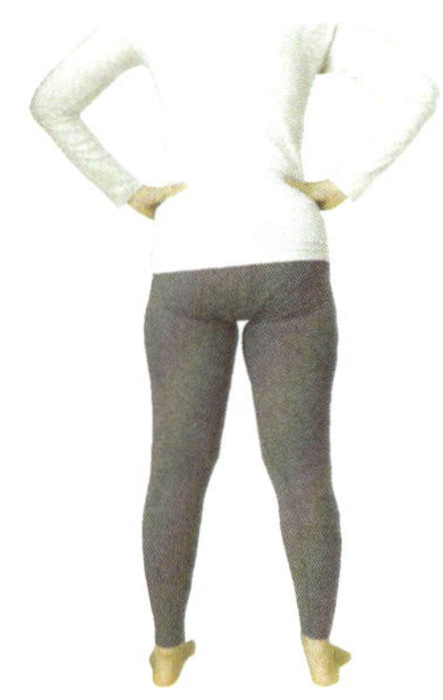

이제 거울 볼 맛이 난다. 전신거울도 문제없다. 다리 때문에 전신거울은 피했던 내가 이젠 신기하게도 전신거울을 보는 게 좋다. 아직 아쉽지만 그래도 좋다. 앞으로 내가 생각하는 완벽한 몸매에 갈 수 있겠다는 자신감이 있다. 할 수 있다는 생각이 든다. 최선이라는 말을 할 수 있도록 해왔다. 이제 정말 대학생이 된 기분이다. 매일매일 감사했던 것도 다이어트에 큰 도움이 되었다고 생각한다. 훨씬 더 긍정적으로 생각할 수 있었다. 앞으로 더욱더 거울과 친해질 것 같다는 생각이 든다.

막내의 식단

아침 겸 점심: 잡곡밥 1순가락, 소고기낙지전골(건더기만) 5큰순가락, 1순가락, 김치 2조각, 가지나물 1순가락
저녁: 삶은 달걀 1개, 단백질 셰이크 500㎖

Basic Diet Tip

주변 사람들에게 다이어트 성공을 기쁜 마음으로 알리자. 모임도 나가고 예쁜 옷을 입고 거리를 걸어 보자. 아직 내가 원하는 완벽한 몸이 아닐지 모른다. 그래도 현재 여러분들은 건강해졌고, 이전보다 날씬해졌다. 주변 반응들을 즐기고 기뻐하자.

아빠의 식단

아침: 닭가슴살 한쪽, 파프리카 1개, 고구마 1/2, 콩나물 2순가락, 오렌지 1/2
점심: 증편 1개, 삶은 달걀 1개, 옥수수 1/2, 고구마 주먹 1/2, 바나나 1개, 오렌지 1개
저녁: 단백질 셰이크 500㎖

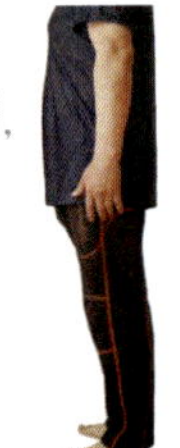

큰딸의 식단

아침 겸 점심: 잡곡밥 3순가락, 숙주나물 3순가락, 김치 6조각, 닭가슴살 3큰순가락, 딸기 30개
저녁: 잡곡밥 3순가락, 김치 4조각, 단백질 셰이크 500㎖, 파프리카 1개

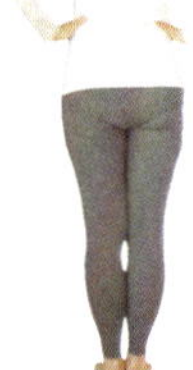
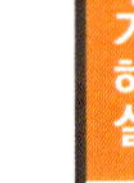

식단		
아침	점심	저녁

운동	수면 시간	물 섭취량(각 500㎖)

내가 쓰는 나만의 해설(오늘 나의 상태)

오늘 감사한 일과 내일을 위한 다짐

가족사진 찍는 날

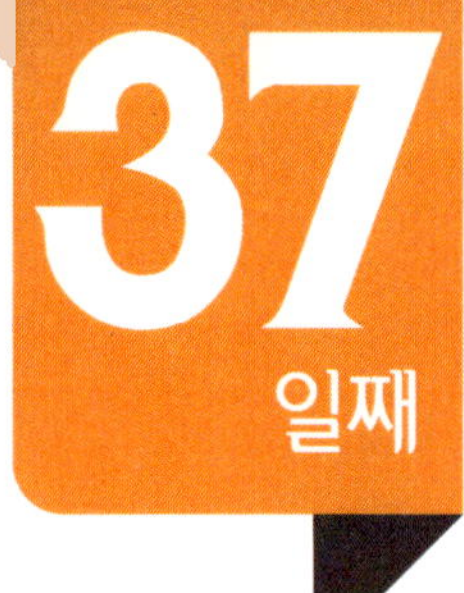

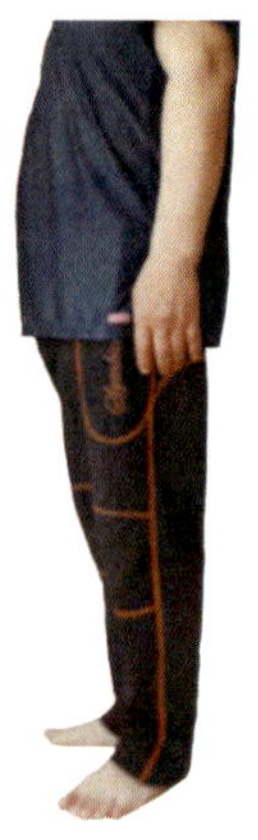

다이어트가 성공적으로 끝나 간다. 책 출판을 위해 프로필 사진 및 가족 사진을 찍었다. 예전엔 사진으로 찍힌 내 모습이 어색하고 싫었다. 젊은 날과 다르게 배가 나온 내 모습이 보기 싫었다. 지금은 사진을 찍는데 자신감이 절로 나온다. 식습관과 운동은 완전히 잘 맞는 옷처럼 익숙해졌고, 건강 또한 다시 찾았다. 말 그대로 20년은 젊어진 것 같다. 많은 사람들이 모두 성공했으면 좋겠다. 다이어트를 시작했던 나, 큰딸, 막내 모두 성공했다. 이 책을 읽는 분들도 다이어트뿐 아니라 삶 전체에서 오는 행복을 느꼈으면 좋겠다.

해설

아빠의 식단

아침: 삶은 달걀 1개, 고구마 주먹 1개, 파프리카 1개, 토마토주스 300㎖
점심: 닭고기 4조각, 양상추 1주먹, 오렌지 1개, 사과 1개, 삶은 달걀 1개
저녁: 잡곡밥 1/2, 애호박나물 3순가락, 양상추 1주먹, 숙주나물 3큰순가락

Basic Diet Tip

여러분이 원하는 몸매에 가까워졌는가? 자신이 원하는 몸무게에는 도달했지만, 몸매는 아닌 분들도 있고 아직 원하는 몸무게에 도달하려면 한참 남은 분들도 있을 것이다. 40일이 끝난 후엔 5일~10일 사이의 휴식기를 권유한다. 이 시기엔 특별한 룰이 없으니 먹고 싶었던 음식을 먹어도 좋다. 이전보단 배부름을 빨리 느낄 수 있을 것이고, 이전에 먹던 음식과 비슷한 음식을 찾게 될 것이다. 잠깐의 휴식기로 몸의 긴장을 풀어 준 후 목표가 아직 남았다면 40일을 다시 시작하는 걸 권유한다.

큰딸의 식단

아침 겸 점심: 시래기밥 3순가락, 쌈 채소 충분히, 된장국 7순가락, 금귤 4개
저녁: 고구마 주먹 1개, 단백질 셰이크 500㎖, 견과류 1봉지

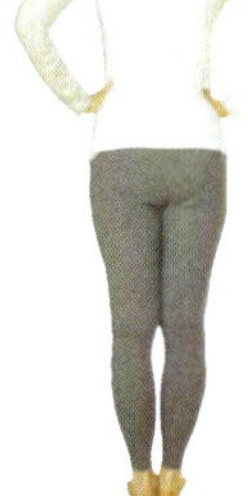

막내의 식단

아침 겸 점심: 비빔밥 1인분
저녁: 단백질 셰이크 500㎖

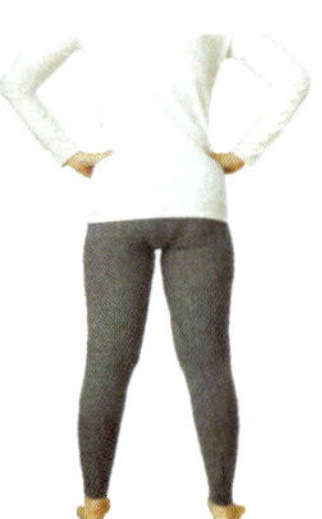

추가해설

실전 문제 STEP 37

식단

아침	점심	저녁

운동	수면 시간	물 섭취량(각 500㎖)
		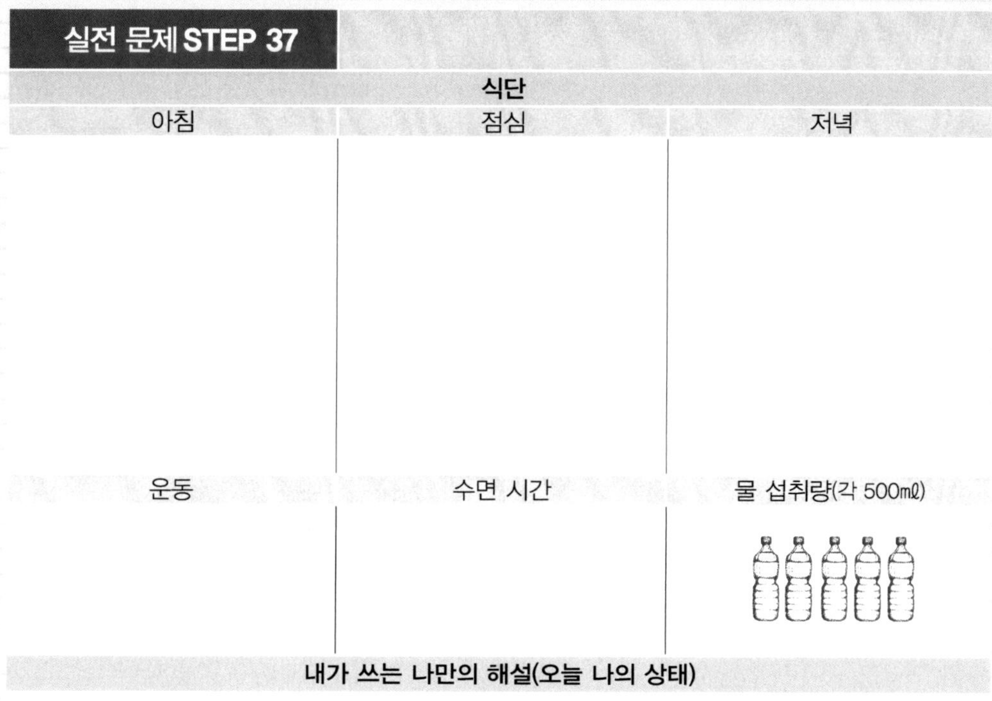

내가 쓰는 나만의 해설(오늘 나의 상태)

오늘 감사한 일과 내일을 위한 다짐

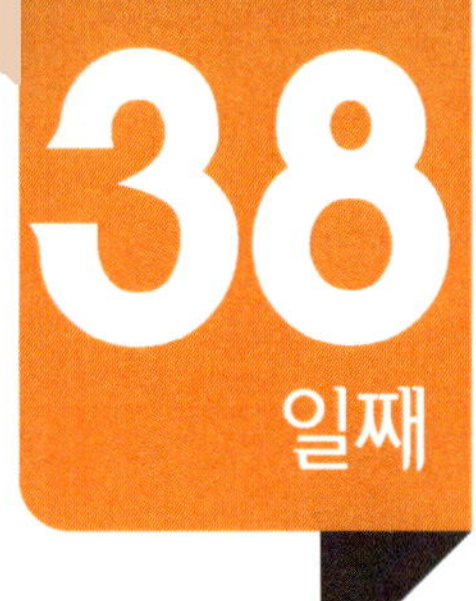

자기 자신을 알아 가는 시간

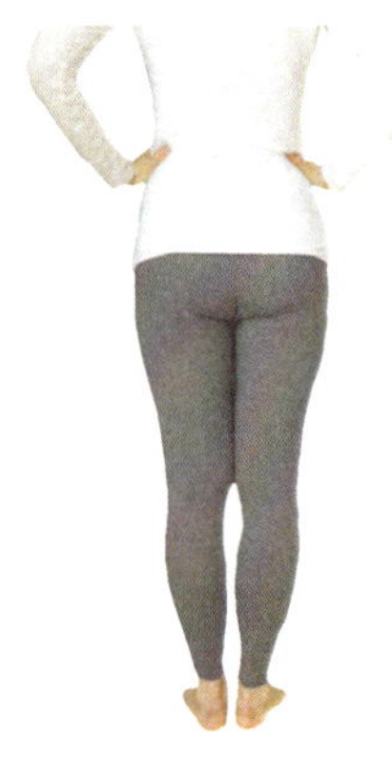

40일가량의 시간을 되돌아보면 나를 알아 가는 시간이었다. 어떤 음식이 내 건강을 해쳤는지, 나는 언제 스트레스가 쌓이는지, 나는 무엇을 했을 때 가장 행복한지, 하루에 얼마나 자는지, 물은 얼마나 마시는지, 내 몸은 매일 어떻게 변하는지 등. 이 시간 동안 나를 더 사랑하게 되었고, 즐길 수 있었다. 날씬해진 몸은 덤으로 온 기분이다. 비포, 에프터 사진만 보면 드라마틱하다고 할 수 있다. 그러나 매일매일은 일상이다. 그 일상들이 모여 나를 바꾼다. 그 일상을 지독히 버티며 감사함과 사랑으로 사람들과 함께한다면 분명 어느새 완벽한 몸매의 자신을 발견할 수 있을 것이다.

큰딸의 식단

아침 겸 점심: 두부 샐러드 5숟가락, 에그 샌드위치 1/4, 오렌지 1개, 키위 1개
저녁: 고구마 주먹 1개, 단백질 셰이크 500㎖, 삶은 달걀 1개, 파프리카 1개

Basic Diet Tip

우리의 많은 부분은 마음이 좌지우지한다. 당신은 다이어트를 하겠다고 마음먹었고, 38일 동안 잘해 왔다. 훨씬 건강해졌을 것이고, 훨씬 자신감이 생겼을 것이다. 이 감정을 잊지 않길 바란다. 스스로 건강하다고 믿는 사람이 오래 산다는 연구 결과가 있다. 이처럼 스스로 건강하고 완벽한 몸매라고 믿고 노력하는 사람이 건강하고 완벽한 몸매로 살아갈 수 있을 것이다. 여러분이 그 주인공이 되길 바란다.

아빠의 식단

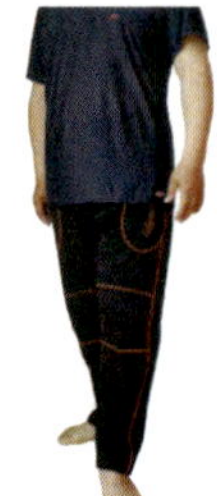

아침: 삶은 달걀 1개, 고구마 주먹 1개, 방울토마토 5개, 양배추 1/10, 사과 1개
점심: 채소김밥 1줄, 사과 1개, 오렌지 1개, 삶은 달걀 1개
저녁: 잡곡밥 1/3, 애호박나물 3숟가락, 버섯무침 2숟가락, 양배추 1/10

막내의 식단

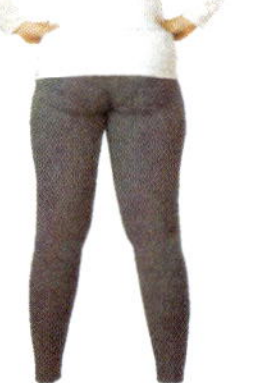

아침: 잡곡밥 2숟가락, 김치찌개(건더기만) 2숟가락, 닭가슴살 3숟가락, 오이 1/2, 숙주나물 2숟가락
점심: 고구마 주먹 1개, 파프리카, 삶은 달걀 1개, 하루 견과류 1봉지
저녁: 단백질 셰이크 500㎖, 두유 200㎖

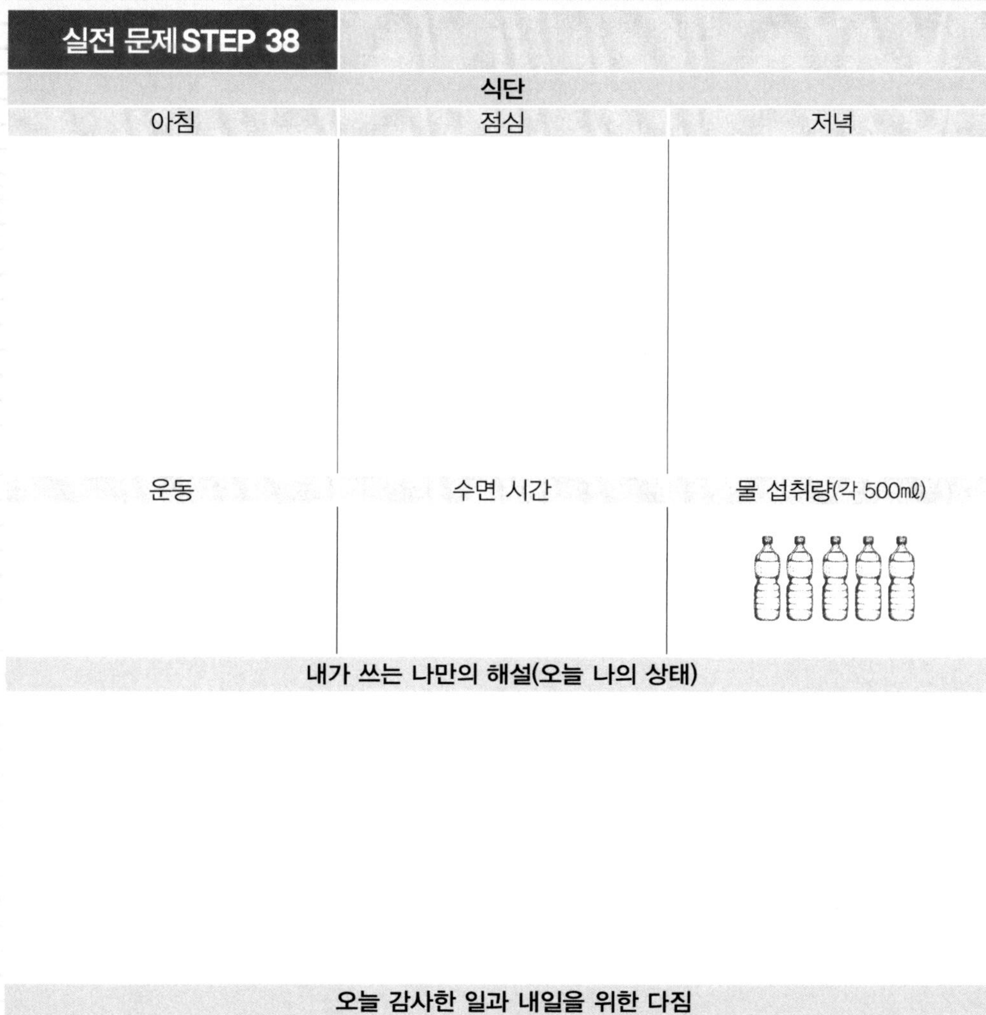

기본 원칙을 지키는 문제풀이 시작

열심히 사는 건 멋진 일!

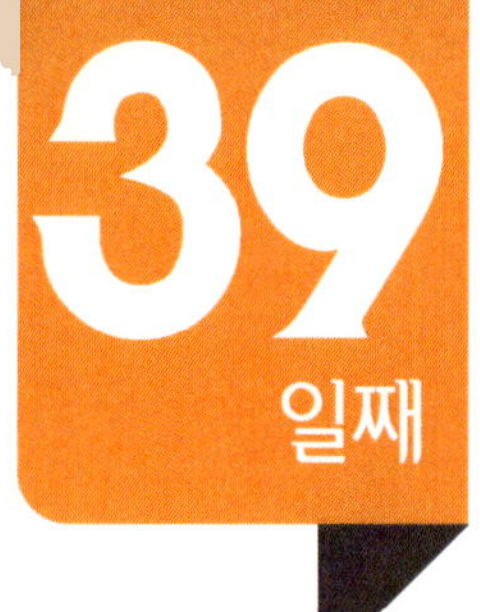

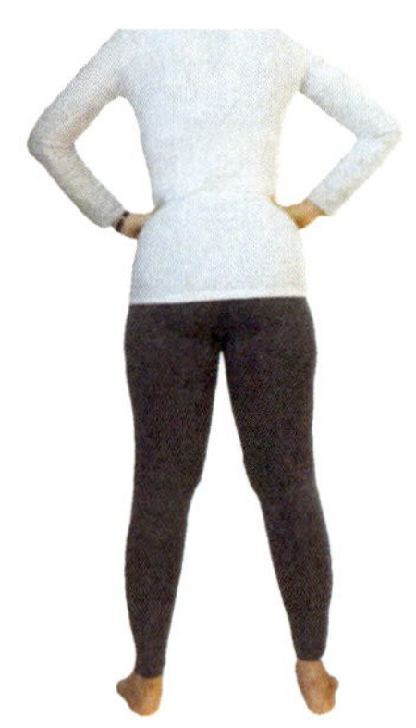

열심히 살아간다는 것은 멋진 일이다. 공부도 열심히 하고, 아르바이트도 하고, 친구들과도 잘 지내고, 내 건강을 위해 다이어트도 했던 40일간의 일을 돌아보면 눈물이 왈칵 쏟아질 것 같다. 행복해서 말이다. 열심히 살았다. 그리고 앞으로 더 열심히 살 힘을 얻은 것 같다. 누군가에게 자신감 있게 말할 수 있다. 다이어트는 그냥 단순히 남들에게 예뻐 보이는 몸매를 만드는 게 아니라 나 자신을 사랑해 주는 첫 번째 단추라고 말이다.

막내의 식단

아침: 잡곡밥 1숟가락, 숙주나물 2숟가락, 삶은 달걀 1개, 김치찌개(건더기만) 2숟가락
점심: 삶은 달걀(흰자) 2개, 두유 200㎖
저녁: 두유 200㎖, 삶은 달걀(흰자) 2개

Basic Diet Tip

달라진 자신의 모습을 사진으로 남기길 추천한다. 40일 동안 문제를 잘 풀어 왔다면 분명 이전과 많이 달라졌을 것이다. 훨씬 날씬해졌을 것이다. 꼭 기록으로 남기길 바란다. 남기고 이 모습을 잊지 않고 몸에 좋은 음식을 적당히 섭취하고 적절한 근력운동을 하며 유지하도록 노력해보자. 다이어트를 함께했던 사람들이 있다면 40일이 지나도 서로 중간중간 격려하며, 도움을 주고받으며 몸 상태를 유지하는 것도 좋겠다.

아빠의 식단

아침: 고구마 주먹 1개, 오이1/3, 사과 1개, 삶은 달걀 1개
점심: 잡곡밥 1/2, 김치찌개 5숟가락, 김치 4조각, 나물 4큰숟가락, 두부 1/2
저녁: 단백질 셰이크 500㎖

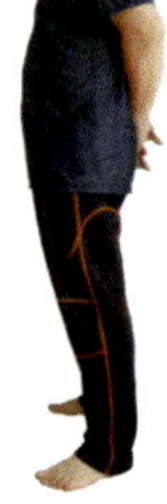

큰딸의 식단

아침 겸 점심:
잡곡밥 3숟가락, 김치 4조각, 김 2장, 두부 1/7, 오렌지 1개, 사과 1/2, 쌈 채소 충분히

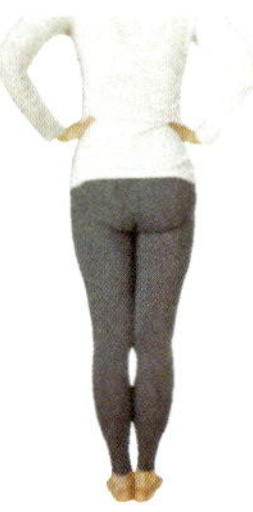

실전 문제 STEP 39

식단

아침	점심	저녁

운동	수면 시간	물 섭취량(각 500㎖)

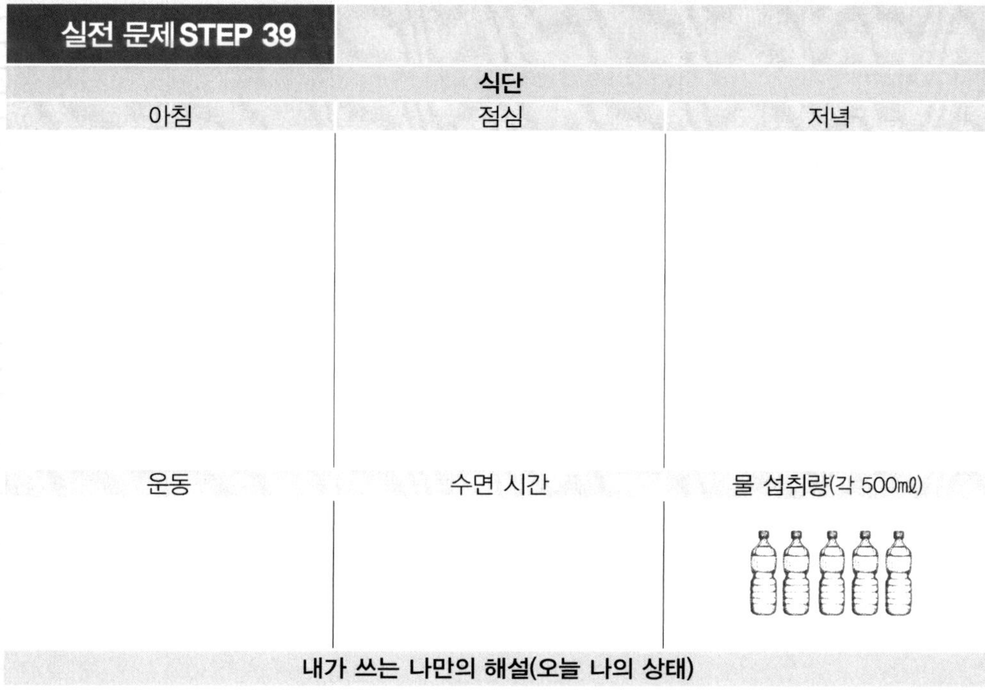

내가 쓰는 나만의 해설(오늘 나의 상태)

오늘 감사한 일과 내일을 위한 다짐

체중 감량 성공!

드디어 그날이 왔다! 어떤가? 여러분은 얼마나 변했는가? 삶이 어떻게 달라졌는가? 다이어트라는 문제를 푼 기분은 어떤가? 우리와 함께했다면 다이어트라는 문제를 멋지게 풀어냈을 것이라 생각한다. 이 순간을 즐겨라! 아직 자신이 생각하는 완벽한 몸매에 도달하지 않았다면 5일~10일 휴식기 후에 다시 40일간의 과정으로 들어가길 추천한다. 모두 다 건강해지고 삶이 반짝반짝 빛나길 바란다.

비포&에프터
사진 공개

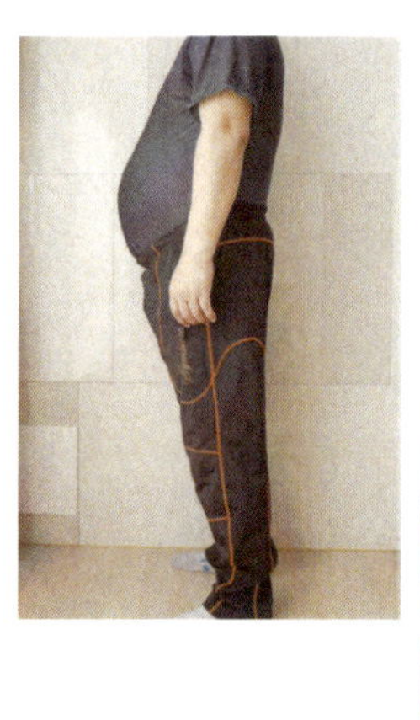
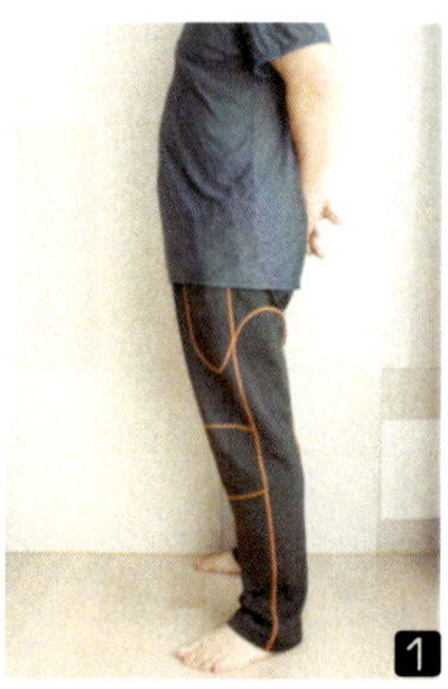
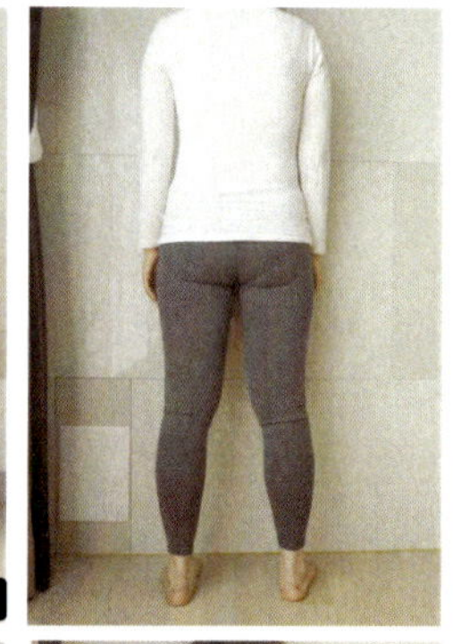
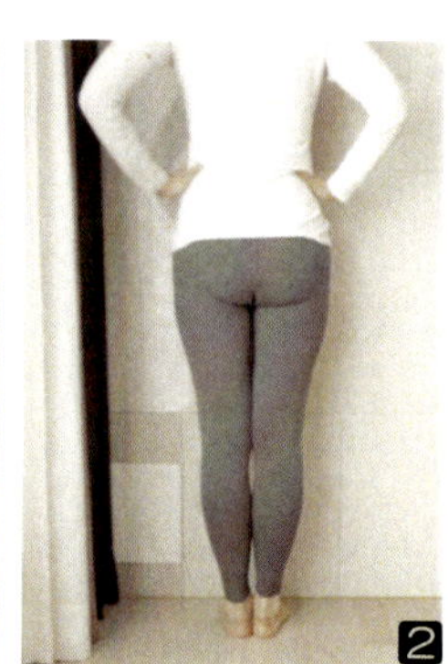
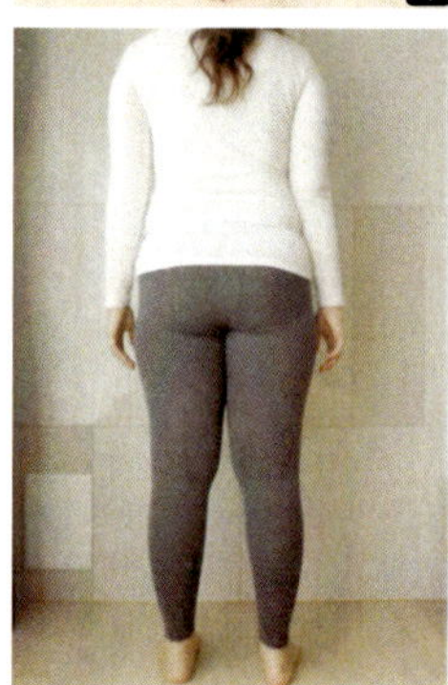
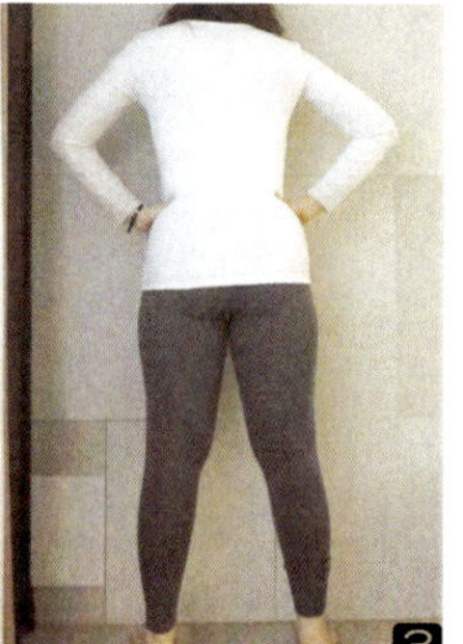

1 아빠
2 큰딸
3 막내

D-DAY! 기념으로 찰칵

당신의 변한 모습을 다른 사람들에게 함께 나눈다면 여러 사람들에게 많은 도움이 될 것 같다. cafe.naver.com/dietexercisebook 다이어트 문제집 카페에 들어와 자신의 변한 모습을 함께 공유하는 건 어떤가?

<table>
<tr><td>여기에 비포 사진을
붙여 보세요.</td><td>여기에 에프터 사진을
붙여 보세요.</td></tr>
<tr><td>비포 몸무게 _____kg</td><td>에프터 몸무게 _____kg</td></tr>
</table>

다이어트 결과, 아빠는 90kg에서 무려 15kg 감량한 75kg
이 되었다. 혈압, 혈당 정상수치 판정을 받으셨다. 이전에 먹었던 혈압약,
당뇨약 또한 몇 가지를 뺐고, 매일 먹던 약도 3일에 한 번으로 줄었다. 코골
이라고 불리던 무호흡증도 많이 완화되었다. 정말 놀라운 결과다. 큰딸은

60kg에서 52kg으로, 막내는 68kg에서 58kg으로 15% 정도를 감량하였다. 훨씬 가벼움을 느끼고 자신감을 얻었다. 우리 가족 중 그 누구도 낙오되지 않고 3명 모두 감량에 성공했다. 이제 그 주인공은 당신이다. 완벽한 몸매에 도전하는 40일간의 여정을 해 보지 않겠는가?

　세상에 없던 『다이어트 문제집』은 40일간의 여정을 담은 책이다. 이 책을 준비하면서 아쉬웠던 점은 사례, 즉 문제의 유형이 다양하지 않았다는 점이다. 이 책은 시리즈로 계획되어 있다. 이번엔 가족편이고, 앞으로 연령별로 여성편, 남성편, 몸무게별 등등 다양한 유형으로 펴낼 생각이다. 다이어트 문제집 카페 'cafe.naver.com/dietexercisebook'에서 함께 다이어트 하고 성공한 사례는 다음 책으로 출판될 예정이다. 바로 여러분이 다음 시리즈의 주인공이 될 차례다.

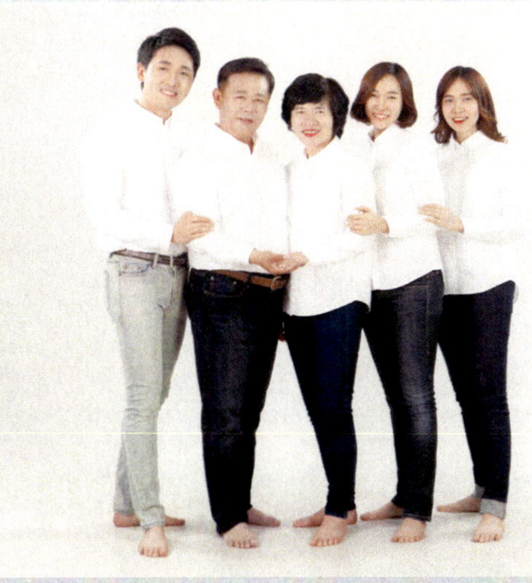